歯科心身医学入門

― 歯科・口腔領域疾患への心身医学的アプローチ ―

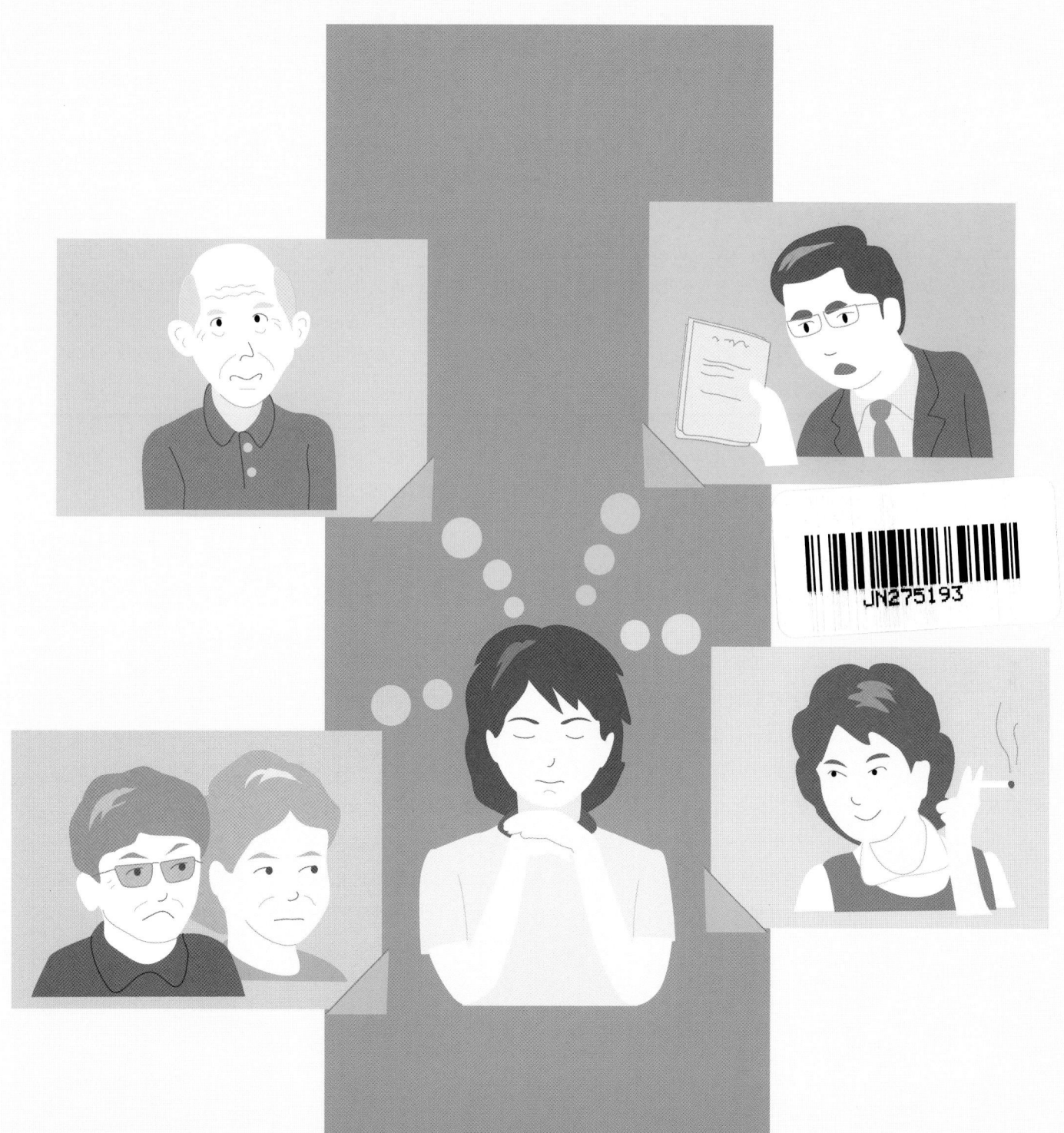

クインテッセンス出版株式会社　2006

Tokyo, Berlin, Chicago, London, Paris, Barcelona, Istanbul, Milano, São Paulo, Moscow, Prague, Warsaw, New Delhi, and Beijing

はじめに

　心療歯科と言えば，精神科疾患をもって受診する歯科領域の疾患に対する治療を行うところ，あるいは精神科的な治療を同時に行っているところ，また，治療上困難さを覚える患者を相手にしているところなど，精神的な病気を抱えているような患者の治療を行っていると思われているようである．

　また，心療歯科を行う歯科医師の中にでさえも，精神科領域の患者治療を行っていると考える歯科医師もいる．精神科疾患そのものを診るのは精神科であり，精神科疾患を持つ人の歯科治療は必要であれば，歯科医師は誰でも治療を行わなければならないのである．これを心療歯科の仕事であると思っている人もいる．精神科のように精神疾患を治療対象としているのではないことを理解しておかなければならない．

　それでは，心療科はどのような疾患を対象としているのであろうか．臨床的な表現をするならば，症状だけが訴えとしてあるにもかかわらず，訴えている部位には病理が見あたらないことがある．これが心療科の治療対象なのである．さらに，ここから精神疾患をもって，そこから訴える症状であれば，これは除外されなければならない．病理の見あたらないことに治療者（身体医学を実践している）はとまどいを感じる．これを医療者側からの表現として「何でもないのに，何でわけのわからない症状を訴えるのか」と言わせ，その治療対応に苦慮しているのが現状である．

　心療科を行うにあたっては，精神科領域の疾患については，もちろん勉強しなければならないが，精神科医になるわけではない．精神科疾患を見分ける力をつけること，すなわち受診した患者が心療歯科での治療適応があるかどうかを診なければならない．精神科の疾患は除外しなければならないのである．これができないと心療科，心療歯科はできない．これは基本なのである．

　歯科医療の受診者の中には精神科，心療内科でも治療効果の上がらない人がほとんどである．これは歯科領域の身体医学的な病態が理解できていない精神科や心療内科では，患者に病態説明ができないためである．しかし，十分な歯科医療の知識を持って心身医学的なアプローチで診療に臨むなら，症状改善につながることをここに強調して述べたい．

　心療内科が内科的ベースを必要とするのと同様，心療歯科は歯科が基本にあることが必須である．心療歯科の患者は，その精神病理の病態水準は精神科で治療をするほどの状態の人は比較的少なく，病態説明が効果的であることから，歯科医療の知識は不可欠なのである．心療歯科はそこに独自性があるように思われる．しかし，いまだに心療歯科としての診断・治療は確立されていないように思われる．

　歯科領域の疾患を持った患者が，心療内科，精神科を受診しても，心療内科，精神科の医療では効果の上がらない現実に直面しており，つね日頃より，いかに歯科における心療科，心療歯科が歯科医療の知識を必要とする診療科であるかを実感していることから，ここに心療歯科の基本的治療姿勢について本書に著すことを試みた．

　今後，歯科医療，歯科教育の中にも取り入れられなければならないことをここに述べたい．

2005年12月

東京医科歯科大学大学院医歯学総合研究科
全人的医療開発学系・包括診療歯科学講座・頭頸部心身医学分野
　　　　小野　繁

著者略歴

小野　繁（おの しげる）

1941年生まれ
1967年　東京医科歯科大学歯学部卒業
1971年　札幌医科大学医学部卒業
1971年　総合病院帯広厚生病院外科，勤務
1982年　聖マリアンナ医科大学形成外科助教授
1985年　横浜市立大学医学部口腔外科助教授
1999年　東京医科歯科大学大学院医歯学総合研究科教授（心身医学）
2007年　ベイサイドさちクリニック開設，鶴見大学歯学部診療教授
　　　　現在に至る

主な所属学会など

日本外科学会認定医，日本形成外科学会専門医，日本心身医学会専門医，日本交流分析学会評議員，日本森田療法学会理事，日本補完代替医療学会編集委員，日本心療内科学会専門医と常任理事を歴任，女性のための抗加齢医学研究会理事歴任，日本美容外科学会，日本自律訓練学会など多数の学会に所属．医学博士．

主な著書

「人の体はどこまで再生できるか」（講談社），「キズをきれいに治す」（講談社），「病院の検査がわかる本」（学習研究社），「ドクターショッピング―なぜ次々と医者を変えるのか」（新潮社）．

中　奈央子（なか なおこ）

1973年生まれ
1998年　神奈川歯科大学卒業
1998年　東京医科歯科大学総合診療歯科学分野入局
2000年　東京医科歯科大学頭頸部心身医学分野入局
2006年　同退職
　　　　現在に至る

主な所属学会など

日本心身医学会，日本心療内科学会，日本自律訓練学会，口腔病学会．歯学博士．

海野　智（うみの さとし）

1956年生まれ
1982年　東京医科歯科大学歯学部卒業
1982年　横浜市立大学医学部病院歯科・口腔外科常勤特別職診療医
1990年　横浜市立大学医学部口腔外科学講座助手
1999年　横浜市立大学医学部附属浦舟病院歯科・口腔外科講師
2000年　横浜市立大学医学部附属市民総合医療センター歯科・口腔外科・矯正歯科講師
2005年　公立学校法人横浜市立大学附属市民総合医療センター歯科・口腔外科・矯正歯科準教授
2006年　海野歯科医院開設
　　　　現在に至る

主な所属学会など

日本口腔外科学会専門医・指導医，日本心身医学会，日本口腔科学会，日本森田療法学会など多数の学会に所属．医学博士．

目　次

はじめに ……………………………………………………………………………………… 2
著者略歴 ……………………………………………………………………………………… 3
本書を読むにあたって ……………………………………………………………………… 8

第1章　心身医療の治療対象となる患者の病態を考える …………………… 9

Ⅰ．歯科医師として心身医学を知る ……………………………………………………… 9
1．身体医学，心身医学，精神医学にみる病気の捉え方…9／2．全人的医療と心身医学…11／3．身体医学と心身医学的医療…12／4．治療者・患者関係からみる各診療科の治療姿勢…13

Ⅱ．心身医学にみるストレスと病気の成り立ち ………………………………………… 14
1．ストレス病理と精神病理…15／2．歯科におけるストレス病理と身体表現への対応…17／3．ストレスとストレッサーと身体反応…18／4．心療歯科はミニ精神科ではない…19

Ⅲ．口腔・頭頸部にみられる心身相関 …………………………………………………… 19
1．心身相関，心身交互作用からみる頭頸部心身医療…19／2．「からだ言葉」と頭頸部のストレス表現…21／3．「からだ言葉」からストレスを観察する…21／4．心身相関にみる頭頸部の筋緊張と心理・社会的な背景との関連…23／5．クレンチングと筋緊張…24／6．臨床におけるストレスに対する対応…24／7．ストレスから起こった心身症症例…26

第2章　口腔領域の心身症発症の特徴 ………………………………………… 29

Ⅰ．口腔領域の心身症疾患 ………………………………………………………………… 29

Ⅱ．心身症として発症する疾患 …………………………………………………………… 29

Ⅲ．治療構造の特殊性が心身症を発症 …………………………………………………… 30

Ⅳ．歯科医療の特殊性 ……………………………………………………………………… 31

Ⅴ．頭頸部領域の心身症（広義の）の特徴 ……………………………………………… 32

Ⅵ．歯科医療における症状発症と背景の考え方と治療対応 …………………………… 33
1．治療を始める前に心身症，神経症で受診する場合…35／2．治療中に神経症，心身症を発症する場合…37／3．治療後に神経症，心身症を発症する場合…38

Ⅶ．精神病理を持った人が治療中や治療後に発症する ……………………………………………39

Ⅷ．頭頸部領域の各診療科の心身医学的治療対象疾患 ………………………………………40
1．脳神経外科，整形外科を訪れる疾患…41／2．耳鼻咽喉科を訪れる疾患…41／3．歯科・口腔外科を訪れる疾患…41／4．眼科を訪れる疾患…42／5．神経内科を訪れる疾患…42／6．心療内科を訪れる疾患…43／7．精神科受診を勧められる疾患…44

第3章　心療歯科での口腔領域の治療対象の捉え方－治療に結びついた診断学－ …45

Ⅰ．口腔領域の心身症治療のための診断学の基本 ………………………………………………45
1．歯科心身医学に確立されていない診断学…45／2．治療学に結びついた診断学の試み…47

Ⅱ．多軸評定による治療のための身体症状発症の分類の試み ……………………………48
1．第1軸：歯科的治療の適応の有無と治療法選択のための診断…48／2．第2軸：症状発症の時期と発症契機の有無についての診断…52／3．第3軸：精神的基礎疾患と心理・社会的因子，治療ストレスの存在診断…59／4．第4軸：身体症状発症の心身医学的，精神医学的背景診断…60／5．第5軸：歯科的治療と心身医学的治療の治療選択時期の診断…63

Ⅲ．5軸診断の心療歯科における治療のための診断の必要性 ……………………………65

Ⅳ．心身症発症の背景 …………………………………………………………………………66
1．現実心身症…66／2．中間型…66／3．パーソナリティー，神経症的性格心身症…66

Ⅴ．神経症の発症 ………………………………………………………………………………66

Ⅵ．精神疾患の除外診断 ………………………………………………………………………68

Ⅶ．心身症，神経症，精神病圏患者の治療対応 ……………………………………………68

第4章　歯科治療の前の心療科的配慮の必要性 …………………………………………71

Ⅰ．基礎疾患（身体的基礎疾患，精神的基礎疾患）に対する考え …………………………71

Ⅱ．精神病理とストレス病理の精神的基礎疾患 ……………………………………………72
1．歯科，外科系で精神的基礎疾患を無視した時に起こる問題…72／2．病歴聴取の段階で精神的基礎疾患を視野に…73

Ⅲ．多軸評定の第5軸で精神病理の深さを知る ……………………………………………74

Ⅳ．併存と合併の違い ··· 75

Ⅴ．基礎疾患に対する治療スタンス ·· 76

Ⅵ．心療歯科の基礎疾患に対する正しい対応 ··· 77

Ⅶ．治療適応と禁忌 ··· 77
1．歯科治療を行うに際しての禁忌…78／2．心療歯科での治療の禁忌…78

Ⅷ．精神科疾患の除外 ·· 79

Ⅸ．心療歯科の治療限界 ·· 79

第5章　診断・治療の基本と手順および精神科疾患 ································ 81

Ⅰ．心身医学の診断法 ·· 81
1．治療的診断，除外診断，積極的診断の3つが並行して行われる…81／2．治療的診断…81／3．除外診断…82／4．積極的診断…82

Ⅱ．治療適応は「病態説明」の理解度から決める ·· 82
1．病態説明の必要性…82／2．病態説明と病態説明の手順…83／3．病態説明の理解度…84／4．歯科領域の病態説明ができなければならない時…85

Ⅲ．原因治療と結果治療を知る ·· 86

Ⅳ．治療目標の決定 ·· 87
1．治療時の取り決め…87／2．治療目標とその決定…87

Ⅴ．歯科治療の中で起こる疼痛の心身医学的変化 ·· 87

Ⅵ．神経症と心身症の治療 ··· 90

Ⅶ．歯科医師にしかできない病態説明 ·· 90

Ⅷ．診断・治療の基本と手順 ··· 91
1．症状発症の背景を診断しての対応…91／2．身体症状の治療が必要である時の身体的・精神的基礎疾患を考える…91／3．症状だけで，身体所見がない時のストレス病理からの症状発症…92／4．症状だけがあって，身体症状のない精神病理からの症状発症…92

Ⅸ．精神科疾患との遭遇と関与 …………………………………………………………93
 1．うつ病とうつ状態…93／2．統合失調症…94／3．セネストパチー（体感異常）…94／4．神経症のうち強迫神経症，自臭症など…95／5．人格障害…96

第6章　心理療法，心理テスト，薬物療法の概略 …………………………………99

Ⅰ．心理療法 ……………………………………………………………………………99

Ⅱ．心理テストの意義と必要性 …………………………………………………………100

Ⅲ．薬物療法 ……………………………………………………………………………100

Ⅳ．心療歯科領域の薬物療法に対する考え ……………………………………………101

Ⅴ．薬物療法の使用薬剤と投与法についての概略 ……………………………………102

おわりに …………………………………………………………………………………105
参考図書 …………………………………………………………………………………106
索引 ………………………………………………………………………………………108

装丁・イラスト：飛田　敏

本書を読むにあたって
①患者のプライバシー保護のため，本書に掲載されているすべての症例は治療・診断を行うにあたっての必要な情報を除き，年齢，職業，生活歴，家庭環境，既往症，心理・社会的，生活背景などの事実関係を改変している．
②本書では「心療歯科」の用語が用いられているが，これは現在のところ正式に認められた診療科名ではない．しかし，歯科領域において心身医療を実践する心療科との意味で，また「口腔心身医学」「歯科心身医学」などの概念を含めて，本書においては「心療歯科」の用語を用いることとした．
③本文中の「人格障害」は現在では患者への配慮から「パーソナリティ障害」とされている。

第1章

心身医療の治療対象となる患者の病態を考える

Ⅰ．歯科医師として心身医学を知る

1．身体医学，心身医学，精神医学にみる病気の捉え方

　医療における診療科には，いくつかの診療科との接点があり，重なりがあり，移行領域があると考えられる．これは診療科別に診断・治療するのが現在の身体医学的な医療の考えである．

　このように多くの診療科すべてに必要とされる診断・治療がある．その中でも「心」と「身体」の関係から病気を診るのが現在主張されている「全人的医療」なのである．それは心身医学の臨床において，「心療科」「心療内科」「心療歯科」で実践されていると言っても過言ではないであろう．

　ここで医療におけるアプローチの仕方の違いから臨床医学を分類してみると，「身体医学」「心身医学」「精神医学」とすることもできる（表1-1，図1-1）．

　身体医学が身体的な疾患の医学であれば，精神医学は精神（心）的な疾患の医学という捉え方があり，この両者の関連する心身相関によって起こる病気を捉える心身医学がある．身体症状として現れる原因がすべて身体に原因があるのではなく，心の問題がこれに関与することがある．心理機制による身体化やストレス学説による身体症状の発現について研究がなされてきており，「心は脳の機能である」こと

表1-1　身体医学，心身医学，精神医学の分類

身体医学：身体病	身体の範囲で疾患を捉えて診断・治療する
心身医学：心身症	身体の範囲外からくるストレスを受けた脳（心）の状態を含め，これを一疾患単位と考えて診断・治療する
精神医学	脳を臓器として捉え器質的，機能的疾患としての診断・治療や，脳の機能の1つとしての心の機能異常を疾患として捉えて治療する

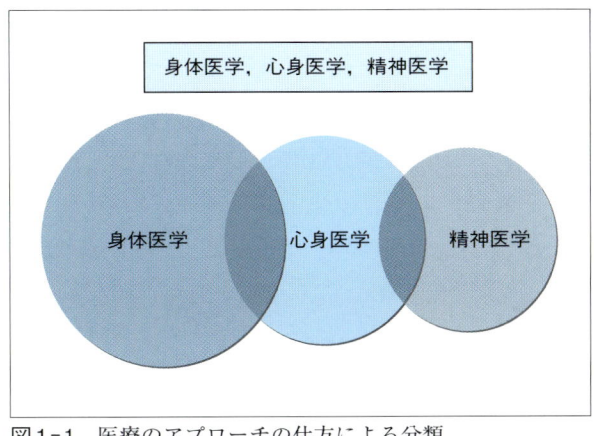

図1-1　医療のアプローチの仕方による分類．

第1章

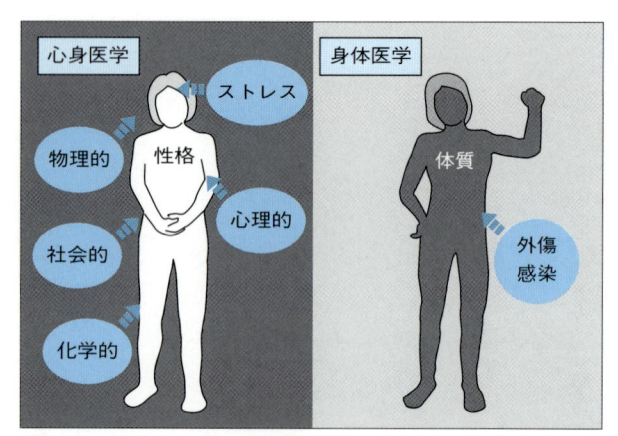

図1-2 ストレッサーには物理的，化学的，生物学的，心理的，社会的因子がある．

が生物学的にも解明されつつある．

日常生活における心理・社会的な要因で脳が反応して身体的な症状を発症する病態を心身症（広義の）としている．これは全診療科に起こりうる病態なのである．

患者が身体症状を訴える時に，身体医学的な面からの治療アプローチだけでは症状改善に結びつかず，精神科的なアプローチだけでも同様な結果となる．

このような身体症状の問題に対して専門的な心身両面からの治療が必要とされる．

身体化（Somatization）というのは，心理的条件により，身体症状を表す言葉として用いられる．身体化の心理機制として代表されるのがヒステリーの転換症状である．原因となる身体疾患がないのにもかかわらず，歩けなくなったり，声が出なくなったり，痙攣や麻痺，視力喪失など，多彩に症状を発症する．このような現象を研究する過程で，フロイトの後継者であるDeutsch, F.が身体症状として胃潰瘍，高血圧，神経性下痢などに心身疾患があることを提唱し，以後，Schur, M.らの転換機制による精神分析学派の考えが提唱された．

次いでCanonn, W. B.らの提唱したストレスと情動性自律反応（緊急反応）や，慢性の持続的ストレスを受けていることが，軽微であっても，持続的に情動性自律反応が生じており，これに伴う身体反応が心身症を生じさせるであろうという考えがある．

Alexander, F.の学説からの代表的な心身疾患は，消化性潰瘍や気管支喘息があり，また本態性高血圧などは自律神経系を介して，身体症状を出す．それには「主体的に行動する様態」と「依存的な様態」があり，交感神経優位と副交感神経優位の状態によりそれぞれの疾患が特徴的に現れるとした．この理論は現在の心身医学の考えの基礎となっている．

以上が心身症を現在において捉えるためのこれまでの系譜で，ごく簡単な概略であるが，詳しくは他書を調べていただきたい．

ここでストレスと心身症についての問題をもう少し述べてみる．この心身症という病態は心理・社会的な刺激がストレスとなって，これが視床下部，大脳辺縁系，大脳皮質で受け取られ，内分泌系，自律神経系，免疫系への影響を出現せしめ，身体症状を発症させる．

これは20世紀の初頭にCanonn, W. B.が情動の精神生理学説を提唱した，これに次いでSelye, H.がストレス学説を提唱したものが基本となって，いわゆるストレスによって起こる身体の病気の病態としたのである．日常生活の中で精神的にも身体的にも疾患を持っていなかった人，すなわち病気のない状態で日常生活を送っていた人に，身体疾患や精神疾患と同じような症状を持って発症する病態があり，これがいわゆる心身症である．

その原因が身体を取り囲む生活環境の中のストレスであったり，心理的な不安や緊張であったりすることから，身体に病理があると考え身体病理を追求しても，身体病理が見つからないことがある．これは身体症状を発症させる原因が身体外にあるからで，これが脳の中で修飾されて心理的な問題とも重なり，いわゆる心理・社会的な背景といわれる心身症の病態とかかわっているのである．

病気の原因を身体に求めるのではなく，これを取り巻く環境と自己の心理的な因子との関係において身体症状を発症する病態として捉えると，環境因子の中には「ストレッサー」と言われるものが存在し，そのストレッサーには物理的，化学的，生物学的，心理的，社会的因子があるとされる（図1-2）．した

がって，病気の単位が，身体に限局されたものではなく，身体を取り囲む周囲と，これから受けるストレスが，脳で受けることとなる．病気の因子はこのように身体外にまで，広げて考えなければならないのである．

一方，心理機制が身体化を起こすメカニズムについては，Alexander, F. らが精神分析的な理論から，器官選択が起こって身体症状が出ることを述べたが，これも心身相関の理論とされる．

精神科医の中には，ストレスから起こる病気すなわち心身症が，すべての診療科で認められることであるから，これに対して，心身症を診る特殊な診療科であるとして心療科，心療内科とするのは誤解であるとする意見もある．このような精神科領域からの心身症治療に対する発言が散見されている．

しかし日本の歴史的な経緯から，心身医学を実践する心療科がその必要性を求められ，成立してきたのである．現実に精神科だけで内科系疾患，外科系疾患をはじめ各診療科にみられる心身医学的に発生した疾患を治療することは困難である．精神科とのコンサルテーション・リエゾン治療をするという提言があり，広まりつつあるところではある．

特に，歯科領域においての現状では精神科，心療内科とのコンサルテーション（精神科医や心療内科医の助言，指導が行われる，いわゆる併診）はできても，精神科のない医療施設ではリエゾン治療（精神科医や心療内科医とはじめからの連携と共同治療が行われる）は困難であろう．

このように歯科医療の中では，精神科，心療内科とのリエゾン治療を行えるのは限られた環境の治療者のみであると思われる．どの歯科医師でもこのような患者が受診したら精神科医や心療内科医とリエゾン治療で対応できるかといえば，不可能と言わざるを得ない．現実に患者が精神科の敷居を高く感じているのと同様に，歯科医師ですら精神科の敷居は高いのである．

心療歯科での治療限界を十分に認識すれば，治療の守備範囲は明確になってきて，治療も効率的に行えるものと考える．精神病理（後述）を持った患者ではなく，ストレス病理（後述）から症状発症している患者の治療，いわゆる精神科でいう心因性の身体症状に対する治療がこれである．

一般に精神科は精神病理からの診断・治療へのアプローチを行い，心身医学は生理的なストレス反応の身体症状に対して診断・治療へのアプローチを行っていると考える．したがって反応性として起こる精神科的な病態は心身医学との重なりがある．反応性のうつ状態や軽症のうつ病はストレスの精神的な表現と身体的表現を併せ持ったものと考えると，心身医学的アプローチの出番があると考えられる．

内因性の精神病理を持つ患者以外のストレス障害や神経症によって引き起こされる病態に対しての治療は，心療内科が内科系疾患を治療するのと同様に歯科においても心療歯科として治療することが合理的であろう．

ストレスによって起こる疾患はどこの診療科でも存在する．身体医学的な身体病理だけを求めるのではなく，ストレスによって起こる疾患をも治療の視野に入れ，「疾患だけを診る」のではなく，「その人」を診なければならないとされる「全人的医療」が必要とされるのである．心理・社会的な背景をも視野に入れて疾患に関与する病理を探ることである．

これは心身医学的な治療姿勢として，各診療科に共通であり，誰もが実践しなければならないことなのであるが，現状では心身医学的な治療が十分に遂行できないために，心身症として起こっている疾患は，心療科，心療内科，精神科（メンタルクリニック）がこの治療に当たることになる．

2．全人的医療と心身医学

「全人的医療」と言うことが主張されて久しいが，実際どれほどの全人的医療が行われているであろうか．そもそも全人的医療とは全身的に診る医療であると考える医療者もいる．

個人の疾患が純粋に個人的な要因で起こっているのか，あるいは環境因すなわち「家庭環境」「職場環境」「人間関係」など個人にとってストレスとなることが背景にあるのかなど，身体反応や精神反応

表1-2 全人的医療の実践

全人的医療の解釈の誤り	全人的医療を説く人が，全人的医療を「全科的医療」あるいは「全身的に診る医療」であると考えている．これは誤りである
全人的医療の実践	全人的医療はすべての医療に必要な医療姿勢であるが，救急医療などでは身体医学的な治療が優先する．歯科医療においても，すべての歯科医療に要求されるものではない
全人的医療とは	病気を捉えるにあたり，bio-psycho-socio-ethical（生物学的－心理的－社会的－倫理的）に捉える医療で，身体，精神を取り囲む社会とのかかわりを総体的に捉えて診る 人格体としての人間を指向 ・・・心身医学的医療

表1-3 これまでの身体医療と心身医学的医療

心理・社会的背景と身体との心身相関で起こる病態に対しては，身体的な治療対応では治療効果は上がらない．治療対応を変えなければならない．その対応の考え方にはモデルがある
医療モデル：身体的疾患に対して外科治療，薬物治療，放射線治療などを用いる疾患治療
成長モデル：個人の人間的成長（日常生活におけるストレス対応などを修得するなど）を図り，心の安定を得て，疾患治療を行う

がどのように行われうるかを身体的な個体とそれを取り巻く状況との関連で医療を考えることが全人的医療であり，心理・社会的な背景を包含した1つの疾患単位として捉える医療なのである．

生物学的，身体医学的な捉え方だけではなく，心身相関の中で，その病理を探り，治療に導くことにある．全人的医療とは全身を診たり，全科的な医療を行うことを言うのではない．この解釈を誤ってはならない．

全人的医療の実践はbio-psycho-socio-ethical（生物学的－心理的－社会的－倫理的）に捉える医療なのである．これをまとめると表1-2のようになる．

一般には患者にとって症状が発症した時には，病気が身体医学的なものであること，すなわち身体病理があることが望まれている．何でもなければそれに越したことはないが，病気となれば必ず身体病理が明らかになってもらいたいと願っている．

心身症や神経症のように身体病理のない，器質的な疾患がないものに対しては，患者は納得したくない気持ちがあるようだ．例えば，痛みのために悩んでいる時，その原因が器質的なものであることを探し当ててもらいたい．そして，「そこから解放してもらいたい」と思い，医療者から，「心因性の問題」であるとか，「心の持ちようである」とか言われることは納得しかねるのである．このように考えている患者は医療施設を巡る「ドクターショッピング」へと向かうことになる．

3．身体医学と心身医学的医療

身体医学とは身体の異常だけをその原因と考え，病理を身体医学的に求め，身体医学的に異常所見がなければいくら症状があっても「問題なし」とし，ここで治療は終結してしまう．ここには心身相関の概念は入ってこない．

しかし身体医学的に異常所見がなくとも，心身相関の概念を導入することで，その病態を明らかにする方法を取り入れていることは上述した．

一般に医療ということを考えると，薬物療法，外科療法，放射線療法など身体に直接手を加えることが医療であると考えるのは一般的であるが，医療の中には医療モデルと成長モデル（表1-3）という概念がある．

これは，身体病は薬物あるいはメスをもって治療することで病巣は除かれたりすることで治癒するが，心理・社会的な背景をもって起こる心身症として発症する病態には薬物療法だけでは治療の及ばないところがあり，患者本人の精神的，人間的な成長を促すことで治癒に導くことができるとする概念である．

このアプローチの仕方を「成長モデル」という．心理・社会的背景をもって起こる病態には医療モデルではなく成長モデルで対応する必要がある．し

がって治療は診断が行われれば，すぐにでも治療段階に入って，また治療を進めると，これから治療効果が出てくるという短期勝負で終わるような治療ではない．そこには個人的な成長すなわちストレス要因がある時には症状軽減のために，いかにこれらストレスに対して対処していくか，個人的なストレス対応に対する成長に治療効果が委ねられているのである．身体的治療もさることながら，心理療法などによるストレス対処法が治療の重要な部分なのである．

4．治療者・患者関係からみる各診療科の治療姿勢

歯科・口腔領域についての診療では，歯科医療が適切に行われたにもかかわらず，患者に愁訴が発生して，治療に難渋するということが，しばしば見聞される．この時，治療関係において医療者側だけでなく患者側にも問題が存在することもある．

医療を一方的に考える治療姿勢は外科系の医師や歯科医師にみられる特徴的な治療姿勢である．具体的に言えば，身体医学的な検査しても検査結果と訴える症状が一致しない時には，さらに何かの手段をもって，その病理を突き止めようと身体医学的に検査を推し進めることがある．これは身体医学以外のアプローチを考えないということである．

一方的な身体医学的治療を進めても治療効果の上がらない時には治療方法だけに問題があるのではない．治療者・患者関係からみて患者の持つ精神的な背景に何が存在し，これがいかにして治療状況に影響しているかを考えるような視点が求められるのである．

しかしこのような視点に立ち戻って，治療を見直すような姿勢を外科領域の治療者に見い出すのは，これまでの習慣からも非常に困難なことである．臨床での治療姿勢は，外科のみならず内科系や精神科医にも特徴的なものがある．ここで各診療科の治療姿勢につき考察すると，概略として次のようなことが言えるのではないかと考える．

①内科系＝慢性疾患と生活習慣病のような疾患に対する治療姿勢があるので，「治療したら，つねに病気は治らなければならない」と言うような考えには捉われない．
②精神科＝疾患においては，完全治癒が治療目標と言うより，慢性化疾患，病気の寛解の概念が根付いている．
③外科系＝医療モデルの典型で，「悪いものは取れば治る」と，つねに治癒を考えている．歯科はこの外科系で「治療したら，治らなければならない」と言う概念で医療を行っている．慢性化や寛解を目標とする治療姿勢は根付いていない．

このように内科系と精神科は比較的近い治療姿勢を持っているが，外科系にはこの概念が根付いていないと考える．この外科系の中には歯科医療が入っている．歯科医師は「治療すれば治る，治らないのは自分たちの技術的な問題である」と患者の満足するまで，治療を行う．このような治療姿勢は学生の頃から教育の中でなされているので，この考えは容易に変えられるものではない．

外科系である歯科はつねに治療姿勢として治癒を目指し，医療行為をしたものは必ず治癒に向ける，あるいは向くことを確信している．しかし内科系や精神科の領域ではどうであろうか．そこには慢性疾患があり生活習慣病があり，精神病などの寛解期があり，すっきりと病巣あるいは原因となるものを取り除けない状況にあることを体験している．このように日常診療の中で学ぶことは，慢性疾患の概念と寛解の概念である．

外科系の治療姿勢はそのまま歯科医療に通じている．う蝕の治療，義歯などはほかの病気があっても，やればできるし，機能回復ができないのは技術的な問題と考えられ，より高度な技術を持って治療に向かうことになる．

高度先進技術で解決できる状態にあるものは良いが，いくらこれを駆使しても治療結果に満足のいかない，いかないどころか結果が悪くなっていくことがある．このように医療行為が不可逆的な事態をもたらすことにおいては歯科医療も，メスをもって治

療行為を行う外科と同じである．

　治療に対する考え方としては外科系の考え方で，病巣を除去することで治癒すると考えている．歯科教育の中でも，治療を行って治らないという教育はされてきていない．これに相当して，あくまでも治療を試みる治療姿勢が歯科医師の中にはあり，疾患だけを追ってしまうことがある．これが医原病（治療を行ったことが原因で起こる）を作り出すこともある．このように日常診療の中には治療者自身は気がついていない治療姿勢の見直しが必要なのではないだろうか．「すべての疾患は治る，治す」と言う考えに対しては，慢性疾患の概念と寛解の概念を取り入れる必要があろう．

II．心身医学にみるストレスと病気の成り立ち

　疾患の発症には病理があり，この病理を求めて，診断を行う．しかる後に治療がこの病理に対して行われる．これは身体医学における診断や治療の基本である．歯科心身医学，心療歯科にはこの診断学の根幹が明確でないため，心療歯科における分類なるものが，何を基本として分類されたものか，わかり難い．現在も歯科心身医学における，診断や病態分類あるいは病理分類などで確立されたものがあるとは言い難い．

　なぜ歯科領域の病態分類，病理分類，症状分類などが確立されにくいのか，立ち返ってみると，そこには大きな問題がある．歯科領域の中には内科診断学や外科診断学，精神科診断学などのような診断学としての手順を学ぶような教育がないことに原因があるのではないかと考える．

　疾患の病理は，疾患に対応する．遺伝性，代謝性，感染性，アレルギー性，腎性，心血管性などの病理に対して疾患が起こってくる．歯科・口腔領域であれば，遺伝性の疾患は口蓋裂や口唇裂があり，感染性，炎症性の疾患には歯槽膿瘍や，歯槽骨炎などのように，病理が対応している．したがって，原因となる病理に対する治療が行われる．

　心身症疾患の原因は何か．ストレス病理と精神病理である．したがって疾患分類か，症状名分類か，発症病理による分類かなどいくつかの分類がある．これまでの歯科心身症の分類では，これらすべてが混在したものである．例を挙げるなら，歯科心身医学会の分類に見られるように，症状名の分類と，病理分類，発症分類が混在している．これは歯科領域における診断・治療の体系が明確でないことから診断・治療のわかりにくい原因となっていると考える．

　一般にはいくつかの分類があって，基準に従って分類されるものである．後述するが，心身症といわれる疾患分類（日本心身医学会による）には，治療上必要な分類としての試みとして，発症の病理による分類，発症時期による分類，発症背景と治療関係がわかる分類，治療を行うに当たっての分類はあるが，これらはその目的に応じた分類で，歯科心身医学の分類なるものはない．これまで厳然としてあるのは症状名分類のみである．

　例えば，ストレスにより起こる心身症や神経症の治療を行い，その心身症や神経症に，病名が付いている．その病名の付け方も，症状名であったり病理名であったりと混乱している．したがって病名分類はその病理からではなく，「顎関節症（心身症）」という形で記載される．歯科心身医学も診断・治療に即した，診断・治療のための分類を目的に応じて行わなければならない．

　身体病理が見合っただけのものがなく，症状を発症している時が心身医学的な診断・治療を必要とする時である．発症病理は精神科でいうところの内因と心因であり，この心因のうち，身体症状と密接に関係して発症する病態はストレスと関連するもので，心身相関をもって発症する病態であり，これが心身症である．

　病理分類による歯科心身症の分類を行えば，精神病理とストレス病理の2つで，精神病理の精神科的に治療を必要とする病態水準の悪い人がその病理を背景に身体症状を出せば，これは精神科領域での治療となり，またストレスなどで発症する中でも，精神病として，精神科治療を行う必要のある病態の人は精神科の治療を行わなければならない．

表1-4 精神障害の分類

①外因性精神障害 （身体因性精神障害）	症状性精神障害 中毒性精神障害 脳器質性精神障害
②内因性精神障害 （原因不明の精神障害）	統合失調症 躁うつ病，内因性うつ病
③心因性精神障害 （性格・環境因性精神障害）	神経症 （心身症）

心因性精神障害の中には，性格や環境因子によって発症する精神障害が含まれている．その主なものが神経症であるとされ，心身症は精神障害としての治療対象とするまでもないという見解もある（心身症の項目以外は「宮岡 等：内科医のための精神症状の見方と対策」医学書院[24]より引用）．それは精神症状よりもより身体症状のほうが強いこともあろう．本書においては心身医学的な視点から，ここに心身症を入れて考える．

1．ストレス病理と精神病理

身体症状や精神症状が発症する時，そこには病理があるわけで，この病理を追求するが，身体医学では病理学として存在する．精神科では精神病理は脳の病理で，躁うつ病や統合失調症などは精神病理の存在があり，その発症には素因といわれるものが関与していると考えられるが，まだ確定した原因は捉えられていない．

ここでストレス病理とは精神科で心理な要因，さらに社会的要因としての環境因子などによって起こる精神障害「心因」とし，遺伝的，体質的な要因を「内因」と言う．さらに脳神経そのものの病気や，身体病の合併症として起こった脳神経機能の関与するものを「器質因」，外因性精神病として，これらの原因による分類が行われているが，脳科学，精神医学，脳神経学などからのアプローチが行われているところで，脳と精神障害の関係についてはまだ明確な答えは出ていない研究途上のことであるというところが現状である（表1-4）．

そこで現在では，精神科の病気とされるものは，上述の原因を基にした分類以外に，精神状態や行動に基づく症状による分類が用いられるようになっている．原因分類では表1-4のように，外因性，心因性，内因性の精神障害として分類されている．

症状分類，すなわち「精神状態や行動」に基づく分類では第3章表3-1に示すようにWHOのICD-10による分類やアメリカ精神医学会によるDSM-Ⅳの分類がある．しかし，症状分類は精神科疾患全般が

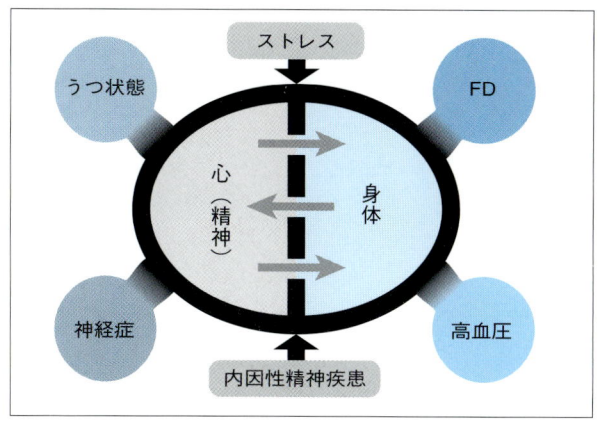

図1-3 ストレス病理による身体症状と身体症状は一般の健康人にも発症する（FD = Functional Dyspepsia：機能性消化管障害）．

表1-5 ストレス病理と精神病理

ストレス病理	精神病理
ストレスの表現	うつ病（心因性／内因性／外因性）
行動反応 食行動，飲酒，ギャンブル	統合失調症
身体反応 心身症，自律神経失調症	人格障害 境界性，演技性 反社会性・・・
心理反応（心因性） 神経症，うつ状態	神経症（心因性／内因性） その他の精神疾患

包含され，歯科領域にみられる心身症や神経症へのアプローチを精神科医ではない歯科医師が歯科医療の中で行うには自ずと限界があると考える．だが精神科疾患についての知識としては持っている必要はある．

歯科医師が行う歯科医療の中での心身医学治療があり，その範囲をしっかりと認識しておかなければならない．心身医学，心身医学的医療は各診療科に共通する医療の基本であると同時に，心身医学的医療を主として行う心療科の代表は心療内科であるが，歯科においては心身医療を実践する診療科は心療歯科（心療歯科は現在のところ正式に認められた診療科名ではない）である．

精神科ではない歯科では，精神科での症状による分類は，治療の対象疾患がほとんど精神科疾患であるため，実際の治療においては有用ではない．歯科

表1-6 ストレスによる反応

行動で反応する (行動反応)	食行動，飲酒，ギャンブル，薬物依存
身体で反応する (身体反応)	心身症：身体的機能異常や器質的異常を起こす 自律神経失調症症状，筋緊張型頭痛などや高血圧，胃潰瘍など
心で反応する (心理反応)	神経症，うつ状態

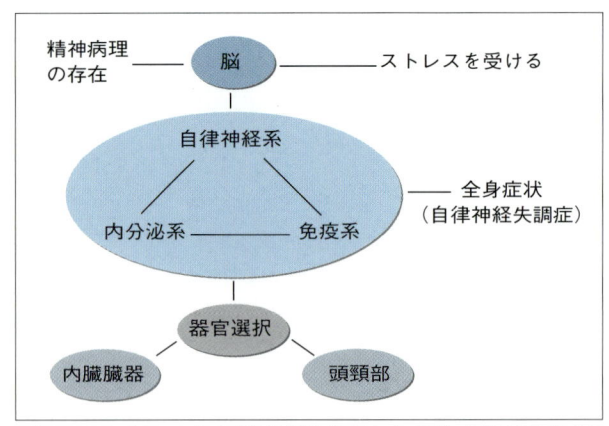

図1-4 ストレスから器官選択が起こり身体症状が発症する．

の領域の患者でも精神症状や行動からの分類では，分類は可能であるが，精神科で対象とするほどの精神病理はない．精神病理があれば精神科の対象疾患であり，心療歯科での治療対象ではない．

ストレス病理による身体症状は，内因性の精神障害の一部であり，心身相関により起こる．その精神状態は心身医学的な治療の対象である．したがって，精神科でいう原因による分類の中にその一部を共有している．歯科心身医学では，心因という病理への治療アプローチを考えれば，原因分類が診断・治療の基本と考える．

心因によって起こる心身症や神経症は心身医学的な立場から，ストレスが身体症状を出す病態にみられる心身相関の原因治療とし，「ストレス病理」として診断・治療するほうが有用である．そこで，ストレス病理を心身相関における身体症状発症の1つの要因として考える．

内因といわれる精神病理からの身体症状よりも，ストレスを受けた時に起こる身体症状や精神症状のほうが，条件によっては一般の健康人にも発症しうる（図1-3）．この領域は精神科でも心療内科でも治療対象としている．身体症状を呈する，不安障害や，うつ病，転換性障害も精神科との境界領域で心療内科の治療対象ともなっている．歯科領域では精神科領域の治療は精神科での治療とし，心療歯科としての守備範囲は病態水準の軽い神経症や「ストレス病理」によって起こる身体症状，心身相関の病態を治療するという考えで臨む姿勢が，必要で（表1-5）ある．

「ストレス病理」で起こる心身症は心理・社会的な心の悩みが主にストレスとなって身体症状を出す．すなわち心身相関によって病気が引き起こされる．より「身体的な表現」であるのが「心身症」で，「精神的な苦痛」を訴えるのが「神経症」であろうと考えると，両者の区別を理解しやすい．このように心身相関で起こる病気の要因以外に，ストレスなどに関係なく精神的な障害から，身体症状を起こしているのが精神科での治療対象となる「精神病理」である（表1-5）．

心身相関によってストレスが引き起こす人の反応としては①行動反応，②身体反応，③心理反応などが挙げられる（表1-6）．「行動反応」とはストレスに曝された時，毎日が忙しい，仕事が思うようにはかどらないなど日常的なところでストレスを感じていることが自覚されるが，これに対する反応として「何か美味しいものを食べるか・・・」とか「一杯飲んでいかなければ・・・」と言った行動を起こすことがあり，これはストレスに対する行動反応である．これが食行動であったり，飲酒行動であったり，あるいは薬物やギャンブルに手を出すことも行動反応の1つである．

「身体反応」としては自分ではストレスを認識することはあっても，それを過剰に受け入れてしまい，限界に達した時に，身体症状となって現れる．これが心身症である．心身症は機能障害を起こしたり，器質的な障害を起こしたりする．内分泌系，自律神

表1-7 身体愁訴の発症(Science.2003:302:290-292 より引用・改変).

①脳における身体愁訴と精神愁訴の発生する場所は同じである	
②同じ神経回路が身体的苦痛と感情の苦痛を処理する	
③感情的，身体的苦痛を脳が並行処理している	
脳の領域	身体的苦痛および社会的拒絶への反応時に活性化する
	前帯上皮質の領域で身体的苦痛と感情的苦痛（社会的拒絶）を活性化させる
	右腹側前頭前野は身体的苦痛と感情的苦痛を鈍らせる働きをする

表1-8 ストレッサーにおける因子

物理的	温度変化，音（騒音），光，放射線
化学的	薬物，炭酸ガス，煤煙，排気ガス，タバコ，アルコールの飲みすぎ
生物学的	細菌，カビ，ウイルス，花粉症
心理的	不安，緊張，怒り，悲しみ
社会的	職場環境，人間関係，加重労働，仕事の責任

※ 心理・社会的ストレッサーは数量化，計測が困難なため EBM に欠けるといわれるところである．

経系，免疫系への負荷がこれらのバランスを崩し，自律神経系のバランスが悪くなれば自律神経失調症となり，器官や臓器の機能障害や器質的障害は臓器が器官選択され，そこに症状を発症することになる（図1-4）．

例えば，胃に器官選択が起これば胃潰瘍となる．これはストレス潰瘍として知られている．日常の中で精神的，身体的に負担のかかる日々が続いたとする．胃の具合が悪くなり，病院で検査したら，胃潰瘍と診断された．薬を飲んでいたが，症状は消長を繰り返していた．しかし完全に潰瘍がなくなったということはなかった．この場合の胃潰瘍は身体医学的に診る胃潰瘍ではなく，心身医学的に診断すれば「胃潰瘍（心身症）」ということになる．

心理的な反応を起こした時が「心理反応」であり，神経症やうつ状態に陥ることになる．身体症状が出ると身体症状に対してあれこれと考えを巡らし，不安や敏感な状態になってしまうのが神経症を発症していることであり，気分が晴れないとか，億劫だとか，考えがまとまらないなどの精神症状はうつ状態やうつ病である．ストレスを受けて発症する病態で，ここには身体病理は見当たらないのである．

それぞれの臓器症状や精神症状は図1-4のように身体病理ではなく心身相関や，心身交互作用にて起こってくる．このようにストレスによって反応する反応の仕方のうち，身体反応，心理反応の身体症状を，身体医学的な原因によるものか，心身医学的な原因によるかを検索し，身体医学的な問題が除外された時，心身医学的なアプローチを行うのである．

2．歯科におけるストレス病理と身体表現への対応

歯科領域で心身医学的な治療対象となる患者，または精神科的に対象となる患者とはどのような状態にある人かを知らなければならない．身体症状を出す背後には精神的な病理を持った人と，日常的にストレスなどで心身ともに疲弊した状態，すなわち中枢において自律神経系，免疫系，内分泌系のバランスに障害をきたした人がいる．

精神病理とは精神科的な疾患を持っていて，そこに精神科的な一症状として，身体的な異常を訴えている人である．ストレス病理は日常生活の中で心理・社会的なストレスを受ける時に，これがある限界を超えると身体症状や精神症状にまで機能障害を生じ，これを症状として訴える人である．いわゆる心因とされるものである．

図1-4のようにストレスの身体表現は器官選択という心身相関の疾患の成り立ちから，身体表現器官が身体のどこかに現れるのであるが，心療歯科での疾患はこの頭頸部に表現された身体症状なのである．

脳においては身体愁訴と精神愁訴の発生する場所は同じで，同じ神経回路が身体的苦痛と感情的苦痛を処理しているといわれ，身体的苦痛および社会的拒絶への反応時に活性化する脳領域は前帯上皮質の領域で身体的苦痛と感情的苦痛を活性化させる．一

表1-9 生活ストレスの強さ得点

出来事	ストレス値	出来事	ストレス値
配偶者の死	100	経済上の変化	38
離婚	73	親密な友人の死	37
配偶者との別れ	65	仕事・職業上の方針の変化	36
拘禁	63	配偶者のトラブル	35
親密な家族メンバーの死	63	借金が1万ドル以上に及ぶ	31
けがや病気	53	仕事上の責任の変化	29
結婚	50	息子や娘が家を離れる	29
失職	47	法律上のトラブル	29
家族メンバーの健康上の変化	44	妻が仕事を始めるか,辞める	26
性的な障害	39	上司とのトラブル	23
職業上の再適応	39	住居の変化	20

表1-10 身体症状を発現するバックグラウンド

Mental unhealthiness
ストレスなどに対する生理的な反応から精神病,身体的障害が発症している人
内的不適応:意欲減退,不全感,抑うつ感,緊張感など
身体的愁訴タイプで全身症状としては・・・
胃部不快感,心悸亢進,動悸,睡眠障害,下痢
口腔・頭頸部症状としては・・・
頭痛,肩こり,頸部のしこり,顔面の痛み,部位特定不能の歯痛,口腔内の不快感,異常感,歯科治療不適応
Mental disorder:精神的に問題のある人
精神的な病理のある人,精神病,重度の神経症,人格障害
応急的な処置以外は応ずることはできない
精神科的対応が必要

方,右腹側前頭前野は身体的苦痛と感情的苦痛を鈍らせる働きをすることがわかっている(表1-7).

歯科領域における教育,治療の範囲などの特殊性から,明らかに精神病理を持った,精神科的な治療が必要となる患者は治療範囲を超えたものである.したがって,精神病理とストレス病理を分けて対応する姿勢が必要となる.なぜこのような分類をするかといえば,歯科領域における治療適応とその守備範囲を明確にするためにも,精神科的な治療対象となる精神病理には関与しないという姿勢が必要であるからである(表1-5).

心療科は精神科ではないので,まして歯科領域の中で精神科治療を行えるほどの訓練を積んだ人はいないと思われる.精神病理の病態水準の悪い人たちはもちろん,精神病理を持つ人の治療は併存する疾患であれば治療を行う必要があるが,精神科疾患の一分症であったり,合併疾患である時は治療を行ってはならない(併存と合併については第4章参照).

3. ストレスとストレッサーと身体反応

ストレッサーは物理的,化学的,生物学的,心理的,社会的因子があるとされる(表1-8).これらのストレッサーがかかわるとストレスが発生して,脳内で修飾され,これが諸症状を呈するのである.人間の生きている環境はすべてストレスと考えても良い.このストレスに対応できるようになって生きていくので,生物学的にはストレスに負けるような個体はこれまでは淘汰されてきたのであろう.

ストレスの度合いを測るのに明確な尺度や測定法は,これまでにもいくつかの試みがあり,これが用いられてはいるが,数値化する困難さは解決されたわけではない.

ストレッサーの中でも物理的,化学的,生物学的因子は数量化が可能であり,具体的な数値とその結果が測定できる.

しかし心理・社会的ストレッサーは数値化が困難である.心理・社会的ストレッサーの負荷を受ける

のは，身体的な差異ではなく，性格的な差異によって起こる反応で，性格的な反応の計測は身体的な反応より難しい．

ストレッサーのうち，数量化しにくい心理・社会的なストレッサーとなるライフイベントの数量化の試みは，アメリカの精神科医Holmes,T.H.とRahe,R.H.によって行われた（表1-9）．これは疾患の発症と心理・社会的なストレッサーとの関係を知る研究として意味があるが，ただちに日本の現状で当てはめることは多少無理があろう．日本でも桂，村上らにより開発され，実用化されつつもあるが，まだ一般化されてはいない．ストレッサーによって起こるストレス状態は，精神的にも身体的にも緊張状態におかれているということである．この緊張状態が精神症状や身体症状を発症することになる．

身体症状を発現するバックグラウンドにはストレスによって疲弊した精神状態，すなわちMental unhealthinessがあり，一方に精神的に問題のある人すなわち精神病理のあるMental disorderの両者があり，表1-10のようになる．

4．心療歯科はミニ精神科ではない

心療歯科，心療内科は精神科との接点が密接で，明確に線を引くことは難しい．歯科のみならず，精神科の治療が必要とされる「うつ」も，7～8割ほどの患者は精神科以外の心療内科や一般の診療科にかかっているという現実がある．

現在の医療状況と社会状況を考え合わせれば社会の要求でもあり，極端な話し，うつ状態の患者はその病態水準や，発症因子によっては治療適応が明確になれば，一般診療科での治療が行われても治療効果を上げることはできると考えられる．しかし，それには治療する側も十分な知識を持って行うことが大切である．したがって「うつ」についての診断・治療の情報はつねに入れるように心がけておく必要がある．

心療歯科には「うつ」や精神病理をもって受診する患者がいることから，「うつ」を診たり，「神経症」の人を診たりするために，いかにも精神科領域のことを仕事としているような認識を持ってしまうことになる．精神病理の深い人への精神科の治療は奥深く，歯科医師が多少のことを勉強しただけでは精神科治療の本流に到達することは難しい．

しかし，精神科と似たようなことを行っているとか，精神科の患者でも診ている．それも身体科において精神科の基礎疾患を持った患者の併存疾患を診る機会があることから，これを精神科の患者を治療していると思っている人がいる．さらに薬物療法（抗精神病薬）を併用している場合もあるが，このような精神科治療は行うべきではないのである．ミニ精神科と思われるような誤解を生んではならない．

Ⅲ．口腔・頭頸部にみられる心身相関
1．心身相関，心身交互作用からみる頭頸部心身医療

心身相関や心身交互作用についてはこれまでの中で述べてきたが，口腔，顔面，頭頸部領域に観察される，この心身相関や心身交互作用の病態は実際の臨床では患者の訴えの中に見い出されることがある．患者自身にはこのことについての気付きのないところなので，治療者側からの問いかけ，質問，説明の中でその病態を検索していくことが多い．

例えば，口の中に異常感がある時，この異常感に対して必要以上に反応している，いわゆる神経症状態になっている患者は，「この口の中の不快な症状がなければ・・・・・，もっと積極的に出かけたり，活動できるのに何をやってもやる気が起こらないし，やっても面白くない」「だからこれさえ，この症状さえなくなれば・・・・・」「この症状さえなくなればすべて解決する」と確信している．身体症状はあっても，身体所見のないこのような状態は，そのメッセージの裏には心身相関や心身交互作用を起こす心理・社会的な問題，負担となる要因が存在することを暗に表現していることがある．

日常生活中での慢性的なストレスが，本人には気づかれない当然のこととして受け入れてはいるが，その実は負担となっていて，その問題から解放されたいと考えている状態がある．「この問題さえなけ

表1-11 「からだ言葉」にみる頭頸部のストレス表現

肩	肩の荷が重い，双肩にかかる，肩がこる，肩が張る
頭	頭が痛い，頭痛の種，頭にくる
咽喉	食事がノドを通らない
首	借金で首が回らない
口腔	歯をくいしばって頑張る，歯ぎしりをする

「立川昭二：からだことば」早川書房[48]，「講談社辞典局編：体ことば辞典 – 言葉の新書」講談社[49] より引用・改変．

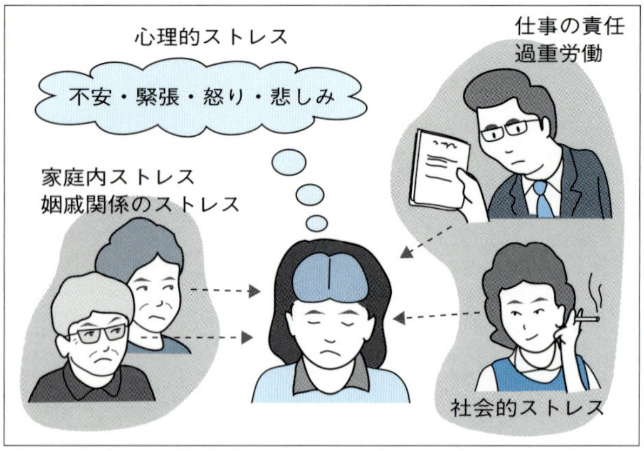

図1-5 心理・社会的ストレスは大脳で受け止められ，個人が持つ性格的素因も関係して，ストレスが身体症状発症の原因となる．

れば，このことさえなければ・・・・どんなにか解放されるか・・・・」これが「身体症状」として，表現されれば，疼痛であったり，不快感であったり，違和感であったりする．これが「この症状さえなければ・・・・」「この症状から解放されれば・・・・」に置き換わっている．したがって，これらの表現される症状は，精神的なストレス状態を「身体症状」で表現していることになる．

　身体症状と精神症状がお互いに影響し合ってしまう状態，すなわち心身交互作用は，どちらが先に要因となったかはわからないこともあるが，身体症状が何かのきっかけで出た時，これに対して精神的な落ち込みが出たりする．これがうつ気分であったり，神経症状態であったりする．

　舌痛症や口腔異常感症などで，どこの医療施設に行っても，「問題ありません」「気にしすぎないように」と言われて，治療は継続されないことが多い．しかし患者には厳然として症状があることから，何か病気があるのだと信じている．不安と恐怖が起こったりする．知人が同じような領域の悪性腫瘍で亡くなった，テレビで有名人が同じような領域のガンで亡くなったなどの情報は，いやが上にも，自分の持っている症状を照らし合わせ解釈すると，どうも似ているので，自分もガンではないかと考える．しかし何でもないと医療で受け入れられないことから，1人で自己観察，自己診断を行い，不安と恐怖を募らせていく可能性がある．

　この身体症状に対する不安が，神経症状態を起こしたり，うつ状態に陥りやすくする．反対にうつ状態にあったり，神経症状態にあったりすると身体症状のちょっとした感覚の異常に敏感になっており，これが身体症状に対する執拗な訴えを惹起する．ここに心身交互作用が成立する．「精神症状」としての，「この症状があるから気分が良くない，集中力がない，何もやりたくない・・・・」と言う訴えは，身体症状が取れたら，気分は改善されると信じていることから，一方的に身体症状の軽減あるいは消失を望むことになる．

　身体症状に悩まされることが，日常生活での障害となることから，精神的にまいってしまい，うつ気分になったりする．うつ気分になると，身体症状に対しての精神的な反応が起こる．このような心身相互の悪循環が，心身ともにらせん階段を下りるがごとく，身体症状と精神症状の悪化をもたらすことがある．

　この悪循環の輪を切るには，どちらかが改善されなければならない．実際の臨床では歯科的な治療が必要な時は，精神的な状況の改善を図りつつ治療を行っていくことが必要な場合がある．身体的治療のみでは症状改善は望めない時には，歯科治療を受け入れるのに良い条件すなわち精神状態の安定を図ることが必要になってくるのである．このように「心身相関」「心身交互作用」を起こす病態に対しては，心身両面からの治療が必要とされるのである．

次に頭頸部に日常的に観察される心身相関について，ストレスと頭頸部の筋緊張の発症と，緊張や不安，恐怖がどのように関連しているか，心身医学的な症状の発症機構について述べる．

2.「からだ言葉」と頭頸部のストレス表現

「からだ言葉」とは身体の一部を使って表現される状態や状況で，頭の先から足の先まで，身体の部位がその言葉の表現の中に使われている言葉である（表1-11）．「頭にくる」「腹が立つ」「胸が痛い」「浮き足立つ」など身体の一部が使われた多くの言葉があり，表現を豊にしている．このように日本語には身体の部分を使っての表現の多さはほかの言語に類をみないといわれている．

これら「からだ言葉」は身体の表面から内臓にまで及んでいる．日常会話の中にもその多くが使われているが，とりわけその中からストレス表現に関連する「からだ言葉」を見てみることは，日常のストレスがどう表現されているかに気づかされる．ストレスを受けた時の状態の表現は，その時，その時の一過性のもので心に留めおかれることなく過ぎていく程度のものから，その後も頭のどこかに残っていて，これが心理的な葛藤となり不安や焦燥感，怒りなどを生み出すものもある．一過性の問題であれば良いが，毎日の繰り返し，すなわち慢性のストレスとなる時には，これが本当の身体症状になっていくことは経験されている．

サラリーマンが仕事の中で，多忙をきわめ，無理難題が降りかかってきた時，食欲がなくなり，胃がキリキリ痛み始めた．最初のうちは忙しくて食事もろくに摂れないし，不規則になってしまった．おまけに胃の調子が悪くなり，「もうこんな生活していると胃が痛くなってしまうよ」と音をあげるうちに，本当の胃痛に見舞われてしまうことがある．これが挙げ句の果てに，ストレス潰瘍を形成してしまうことがある（図1-5）．

これが一過性であったり，短期間に起こったことで，整理がついたり，了解できたりすることで，心の葛藤として残らない程度のものであれば，慢性ス

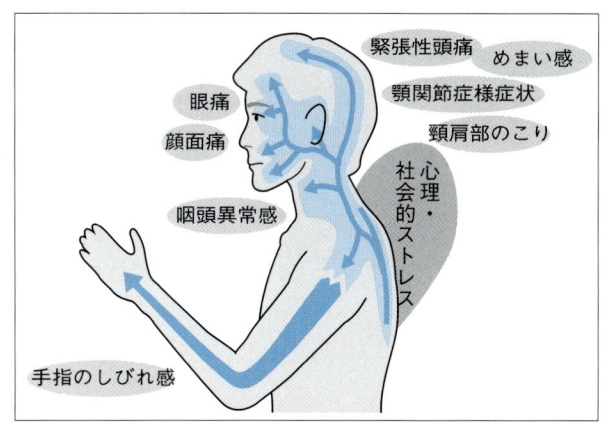

図1-6 慢性ストレスと頭頸部の筋緊張の関係．頭痛や頸肩部の筋緊張を発生させる．

トレスとはならずにすむこともある．しかし，心の葛藤としてしまい込まれた問題は慢性のストレスとして持ち続けられたり，「ディリーハッスル（Daily Hassle）」と言われる日常の慢性的かつ些細なストレスでは心身相関を持って身体表現がなされることがある．筋緊張型の頭痛が慢性ストレスとの因果関係につき述べられているように，筋緊張を誘発するようなストレスは頸肩部の筋緊張を持っている（図1-6）．

このように慢性的なストレス状態は誰でもが直面し，対処しているので，すべての人がなるとは限らない．そこにはストレスと身体症状を発症するメカニズムがあるはずだが，推察の域を出ていないのが現状である．しかし臨床的には多くのことが観察されており，この領域の問題はEBMが問題にされるが，「脳」と言う大きな問題が立ちはだかって，臨床からの類推に過ぎないことが多く，現状では，臨床例をベースに診断・治療が行われている．

3.「からだ言葉」からストレスを観察する

「からだ言葉」については多くの表現があるが，その中でもストレスと関連する表現を取り挙げた試みはない．そこで頭のてっぺんから肩，首までの領域，すなわち頭頸部領域にみられるストレスによって表現されると考えられる言葉を取り挙げて考えてみる（表1-11）．

「頭にくる」「頭痛のタネ」「頭が重い」「頭が破裂

第1章

表1-12 顔面・頭頸部，歯科領域の慢性疼痛と愁訴の見立て（頸肩部，顔面の筋・筋膜痛との関連）

①頸肩部にみられる筋緊張が口腔・顔面領域の慢性疼痛の原因の1つである場合がある····関連痛による痛み
②特定不能の歯痛や顎の痛みは，頸肩部の筋緊張によって起こる諸症状の一分症であることがある····緊張型頭痛，頸肩部のこり，顎関節痛など
③顎関節部痛，側頭部痛は噛み合わせが悪いのではなく，クレンチング，噛みしめにより，咀嚼筋とこれに関与する筋群の筋・筋膜痛によることがある

※クレンチングは習慣性，ストレス，仕事や日常生活での姿勢，うつ状態などから起こる．

表1-13 ストレスで起こる肩や頸のこり

不定愁訴として挙げられる諸症状は，厚生労働省の調査でも多くが併存している状態である．その諸症状の1つを取り出しても病理がわからないので治療には難渋する．ストレスで起こる肩や頸のこりは頭頸部のいくつかの症状を出している	
頭頸部の愁訴	肩こり，頸こり，頭痛，眼痛，めまい，耳鳴り，顔のほてり，顔面痙攣，顔面痛，咽頭部異常感，口腔痛，口腔異常感，口腔乾燥などがある

しそうだ」また「肩がこる」「肩の荷が重い」「双肩にかかる」など，頭頸部領域の表現はこのようなものがある．

これらの言葉の背景を考えてみると，例えば，「頭にくる」と言えば，これは感情を表す言葉である．この感情は，会社での人間関係で怒りを覚えた，家で母親に言われたくないことを言われたなど，例を挙げれば枚挙にいとまがないであろう．この感情は置き換えて言えば，「ストレス」とも言えるだろう．会社で仕事が負担になってくれば「肩がこるよ」とか「肩の荷が重いよ」とも言い，もろにストレスを受けているという表現がなされる．

これが日常茶飯事の出来事で，時間が経てば解決され，ストレスも軽減されたり，解消されていく．しかし数ヵ月，数年と続いたらどうであろうか．慢性ストレスとなっているだろうことが予想される．

心身医学の扱う頭頸部において，心身症の場合は，ストレスなどに対する構えとして起こる筋緊張が頸肩部，頭頸部に起こる．この関係はストレスとの心身相関が理解しやすいのではないかと考える．筋緊張により起こる，心身症として診断・治療する頭頸部の諸症状はこの心身相関を基本に対応することになる．すなわち筋緊張による強い頸肩部筋緊張が起こるような，精神的な緊張因子に対して，いかに対応するか，いかに取り除くかなどの病理に対する原因治療を行うのである．

この「からだ言葉」で表される，ストレスを受けて起こる身体症状の頭頸部領域の筋緊張を考えれば，心理的緊張はクレンチングを誘発すると推測されよう．クレンチングによって起こる顔面・頭頸部領域，歯科領域の慢性疼痛や愁訴などは，ストレスによる筋緊張と関連している（図1-6，表1-12，13）．

ストレスによって起こる，あるいは結果として現れる身体症状，身体表現はこのように多彩な症状と関連していると考える．精神的に病理がなくとも，ストレスの負荷が，精神症状や身体症状を出すことがわかる．精神症状を前面に出すと，神経症として精神科へ，また，身体症状を前面に出せば心身症として心療科ということになるが，実際は心身相関をもって発症している心身両面の治療は心療科，心療内科がこの領域を守備範囲としており，治療も適切に行われよう．

しかし，内科的な症状はストレスとの関係で起こることが心療内科などの啓蒙から，理解されるようになってきてはいるが，ストレスで起こる筋緊張が頸肩部に起こると，「肩こり」や「首こり」，あるいは「頭痛（筋緊張型頭痛）」として表現される．この症状で，整形外科や脳外科を受診しても，あまりにも一般的な症状として軽視される傾向がある．これが代替医療としての，マッサージや鍼灸治療などへ向かわせている．

ところが，この頸肩部の筋緊張が，筋緊張型頭痛や頸部痛を誘発したりする．頭頸部の筋緊張と頭頸部の愁訴はまだあり，頸部筋緊張のバランスの悪さなどが起こす「頸性めまい」と言われるめまいなどを誘発したり，頸肩部の筋痛が顔面・頭頸部への関連痛を起こし口腔領域の痛みとしては，部位特定不能の歯痛を起こしたりすることがある（図1-9a参照）．頸部，咽頭部では圧迫感，異常感などを訴えることがある．

図1-7 ネコは急にイヌと出逢って，逃げるか跳びかかるか，心臓は激しく鼓動し，全身の筋肉は緊張し，前足を踏ん張っている．これはさしずめヒトでいえば頸肩部の筋緊張であろう．

このように多彩な症状を出す頸肩部の筋緊張の1つの要因として，ストレスが関与していることがある．したがって，日常ではリラクゼーションにより症状軽減されることがあり，これはとりもなおさず頸肩部の緊張の解除効果によるものと考えられる．

例えば，頭痛の種となっていたストレッサーが息子の資格試験，引いては就職へとつながり，年余に渡る計画にあったとする．一度の失敗，そして二度目となると，もう母親はいても立ってもいられない気持ちになる．母親は息子の苦しみは自分のことと同一化して考えてしまい，息子の毎日の生活がみえてしまい，仕事に就けない自分の姿として自分が息子になってしまっている．「うちの息子はまだ就職が決まらない」「困ったものだ，頭が痛いよ」などと言うのは知らず知らずにストレスとして感じていることになる．「頭痛」「肩こり」は息子の試験合格とともにぴたりとなくなってしまったという例がある．まさに頭痛の種がなくなったわけである．

このように頭頸部領域の筋緊張を誘発するようなストレスから類推しても，これだけの症状がある（表1-13）．身体症状の表出は身体的な疾患だけではないのである．ストレスに対する対応の重要性をうかがい知ることができよう．

4．心身相関にみる頭頸部の筋緊張と心理・社会的な背景との関連

からだ言葉に見られたように，その時々の緊張が筋緊張として表現され，心理的な葛藤は頭の中を駆け巡り，不安や緊張，焦燥，怒りで頭を休める時がない．心を休める時がないとされる状態が，まさに心理的なストレスとなっている．一方，社会的な背景には最小単位としては対個人すなわち人間関係における個人個人の対峙があり，夫婦，親子，姻戚関係，集団としてのかかわり，すなわち学校や会社，生活の中で作られている諸集団はすべて社会的因子を提供することになる（図1-5）．

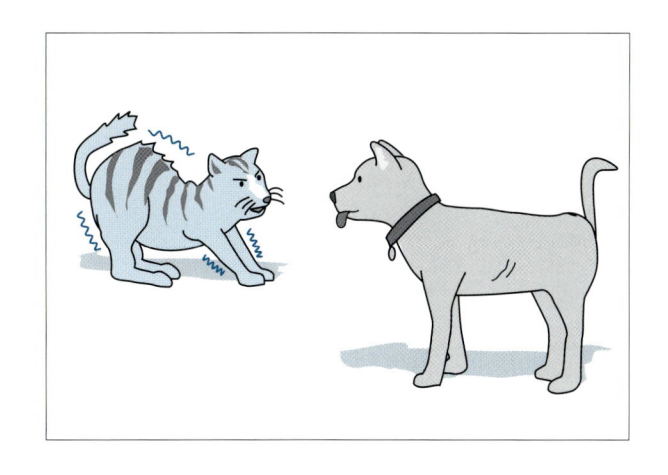

家庭内では子供の問題を抱え，夫婦間の問題，家族構成の中に嫁・姑の問題，これらにまつわることのある金銭的な問題など，あらゆるところにストレスを作る因子は存在する．

Canonn, W. B. の提唱した情動性自律反応（緊急反応）には交感神経系とアドレナリンが主要な役割を果たしていることを示している．動物が生命などに危険を感じた時，これがストレスとなり情動性の自律反応として散瞳，頻脈，気管支の拡張，消化管の蠕動運動の抑制，筋緊張などの変化を示す（図1-7）．

ストレスの多い社会とはいえ，生命にかかわるような危険がいつもあるわけではないが，慢性的な持続するストレスが存在していることが多い．それが軽微であっても，持続的に情動性自律反応を示しており，これに伴う身体反応が心身症を発症するとされている．

頭頸部には筋緊張として起こりやすい頸部，肩部は日常生活においても構えを示すことから，肩に力が入り，筋緊張を起こしている．さらにクレンチングを誘発こともある．これは，心理・社会的なストレスに対する頸肩部にみられる筋緊張である．

これらの筋緊張が頭頸部に起これば，現在知られ

図1-8 筋緊張による頭頸部の身体的症状.

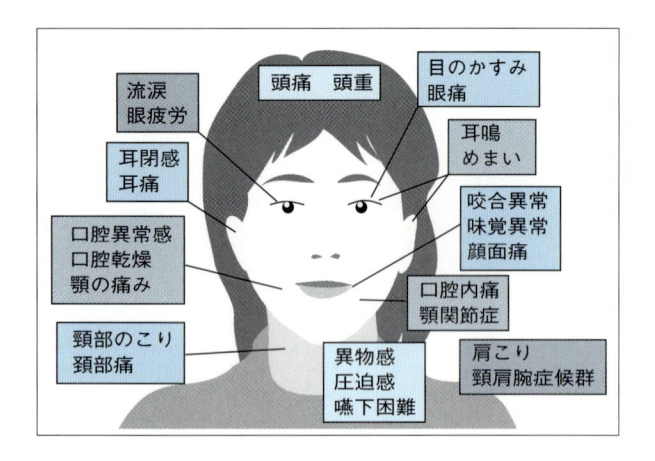

ている筋緊張によって起こる症状には図1-8のような症状が併存しているのか，あるいは併発しているのである．

肩こり，頸こり，頸肩部痛，筋緊張型，クレンチングによって起こる咀嚼筋群の疲労による顔面と頸部領域の筋筋膜痛などが観察されている．これらはいわゆる顎関節症様症状を呈することがある．

わが国においては，医療の歴史的な経緯から，筋肉の緊張や筋痛などが単独で起きる時，これは病的な問題ではなく，日々の活動の中で自然に回復していくと考える傾向がある．この傾向がマッサージや各種のリラクゼーションなどが参入する要因となっている．いわゆる代替医療の主要範囲となっている．

ここで医療では整形外科が一番近いところに存在するのだが，骨の形態的な異常，骨のアライメントや病変は治療対象とするが，この骨をつなげる筋組織については，それほど関心を示していないのが現状である．まして肩こり，頸こりなどといえば医学的な治療対象ではないと考え，その結果，整形外科はマッサージ治療や整骨院，鍼治療などとすみ分けをしてきたのである．

このように筋疲労や筋緊張がストレスから起こるところまでは医療の問題として取り扱うことはなかった．しかし，これは一般には知られていることであるが，前述の「からだ言葉」にも表されているように，ストレスとの関連は大きいのである．この筋緊張と筋疲労に対して医学的には，まだまだストレス概念を導入するまでは至っていない（図1-9a～c）．

整形外科だけではない．各診療科，身体医学を行っているところには，心身医学的な診断・治療の考え方は，ほとんど導入される余地がない．必要性は認めても，どのようにこれを治療上実現していくか，具体的な方策についてはあまり考えられていない．

5．クレンチングと筋緊張

クレンチングは無意識に起こす以外に，緊張した時にも起こるとされている．ストレスのかかった状態では，「歯を食いしばって頑張る」と言うような言葉があるように，クレンチングが重要な因子と思われる．

頭頸部領域において疼痛関連の症状は筋緊張との関連が考えられる．クレンチングに関しては，現在中枢性の因子と咬合による局所因子が考えられている．心身医学的に考えなければならないことは中枢性のクレンチング要因である．睡眠時のクレンチングと覚醒時のクレンチングでは覚醒時のほうが多く行われているとの報告もある．クレンチングが顔面口腔症状を出すことが知られており，ストレスと筋緊張，筋緊張と頭頸部筋緊張などこの周辺の問題は未解決なことが多い．今後開発されるべき領域である．

6．臨床におけるストレスに対する対応

ストレスに対する対応は心身症治療に用いられる．一般的に行われるのが心理療法の中の認知療法（病気の理解と病気に対する認知修正を行うこと）である．ストレスによって起こる身体症状の理解とその

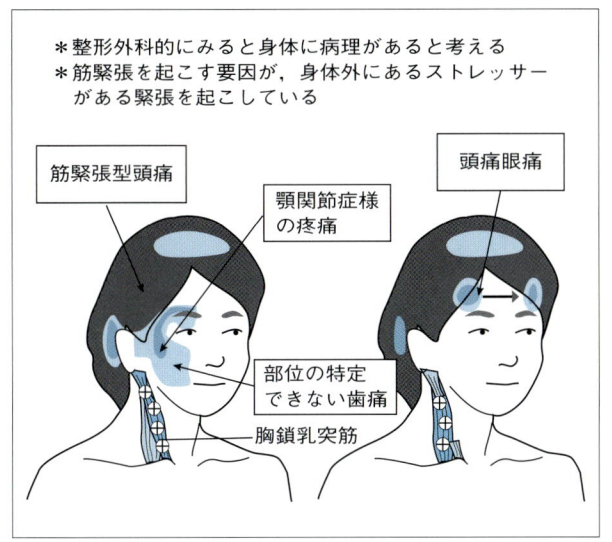

心身医療の治療対象となる患者の病態を考える

* 整形外科的にみると身体に病理があると考える
* 筋緊張を起こす要因が，身体外にあるストレッサーがある緊張を起こしている

図1-9a　胸鎖乳突筋のトリガーポイントは鼻水やうるみ眼と顔面と頭部の関連痛などの症状を引き起こす(J. Grossほか著，石川　斉ほか：監訳．筋骨格系検査法．医歯薬出版，1999．より引用・改変)．

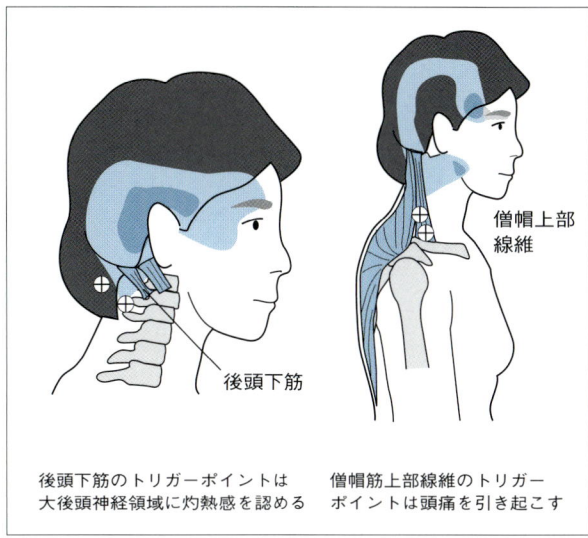

図1-9b　大後頭神経領域の灼熱痛は後頭下筋のトリガーポイントによって引き起こされる(左)．頭痛は僧帽筋上部繊維のトリガーポイントによって引き起こされる (J. Grossほか著，石川　斉ほか：監訳．筋骨格系検査法．医歯薬出版，1999．より引用・改変)．

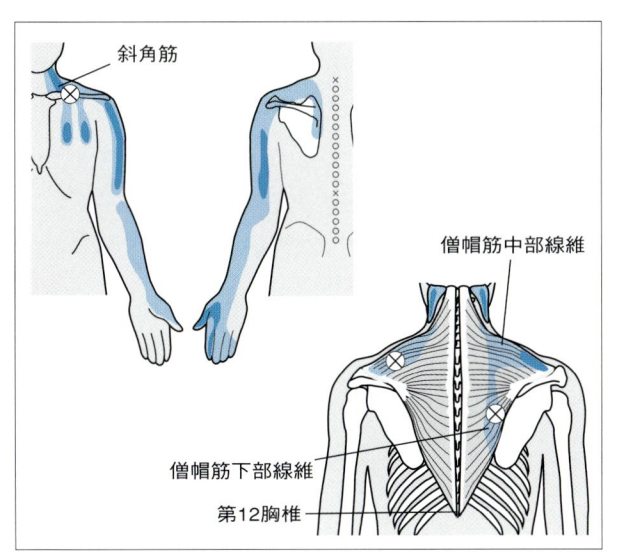

図1-9c　斜角筋のトリガーポイントは手への放散痛を認め，また僧帽筋中部・下部線筋のトリガーポイントは後頭部・傍脊柱領域の疼痛を引き起こす(J. Grossほか著，石川斉ほか：監訳．筋骨格系検査法．医歯薬出版，1999．より引用・改変)．

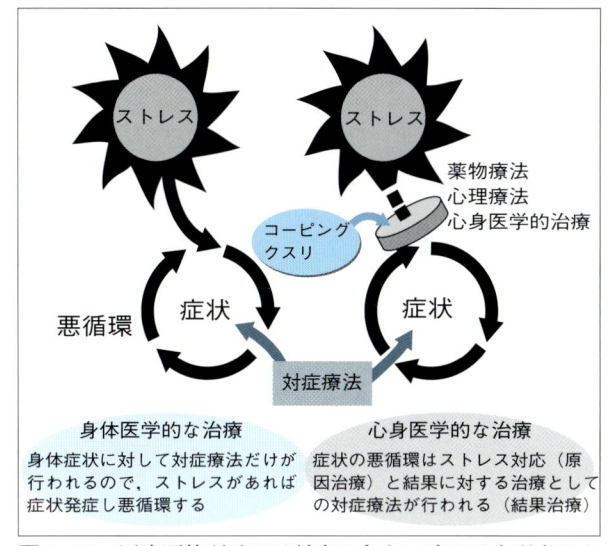

図1-10　医療面接だけでは対応できない時には心理士によるカウンセリングが必要である．

原因を探ることにある．これはストレス病理によって身体症状が出ている時の病態説明である．身体症状の発症が理解できれば，ストレッサーの検索ともなる．

ストレスの原因が明らかになれば，これに対する対処法を講ずることになる．これが医療面接の中では病態説明とともに行われる．心理・社会的なストレスの種類，大きさ，時間的な要因により，医療面接だけでは対応しきれないことがあり，これに対しては専門の心理士によるカウンセリングが必要となる(図1-10)．したがって，治療は共同治療が行われることがある．

心身医学の臨床では心身症の発症に心が関与することを性格や心的葛藤などを通して，診断・治療する力動精神医学に基礎をおき，さらに学習理論と行動心理学をもとに行動医学が導入されており，これ

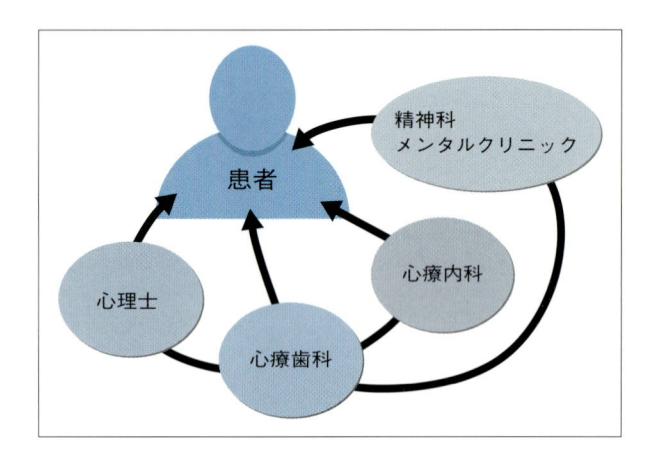

が心身医学の柱ともいわれるが,「認知行動療法」「交流分析」「自律訓練法」が治療の3本柱であるともいわれている.

図1-11 心理士,心療内科,精神科,メンタルクリニックとの連携も必要.

a. 心理士との治療協力の重要性

心理士との治療協力はその心理療法の適応と時期を見極めることが重要である.一般の医療者が心理士の領域にまでに入り込むことは,とてもエネルギーがいることであり,また治療範囲の逸脱が起こる.さらに自己流の心理療法に陥りかねない.心理療法をしっかりと受けてきてから行われないと治療の終結やその治療効果の判定の基準が曖昧になる可能性がある.

特に歯科医療を行うものが心理療法の基本を学んでから行うことは良いとしても,患者とのラポール形成ができているからといって心理療法が行われているという認識を持ってはならない.このような心理療法は限界があり,心理士による専門的な治療が望まれる.図1-11のように心理士同様,心療内科,精神科,メンタルクリニックの医師との連携が必要とされることもある.

b. 認知療法,認知行動療法

認知療法は「私たちの感情というものは外的な出来事によって作られるのではなく,その出来事をどう解釈するかによって作られる」と言う理論が基礎になっており,身体症状として現れている症状に対しての認識,すなわち「病気に対する考え方は症状改善につながる」「自分の身体症状の病態を知ること」が症状の改善をもたらす」「教育的効果をもって治療効果をもたらしている」「患者は病気に対して否定的,悲観的な気持ちを持つことがあり,これをも修正していく」ということとされる.

しかし,これは精神科治療を必要とするような精神病理を持つ患者には適応はない.あくまでも患者側に病態説明を受け入れる能力がなければならないのである.したがって,正常圏あるいは神経症圏や心身症圏の人には有用であるが,病態説明を理解できない状態の精神病圏の患者は適応とはならない.ここでもわかるように,精神病圏の人は心療科や心療歯科では治療対象ではないことを銘記しておかなければならない(正常圏,心身症圏,神経症圏,精神病圏の分類については第3章表3-7参照).

7. ストレスから起こった心身症症例

患者

56歳の女性(主婦).

主訴

口の中がおかしい,口腔内異常感.

現病歴

5年前に夫を交通事故で失う.この時点からうつ気分が発症し,精神科受診となり抗うつ薬の服用を続けている.薬を飲むことで副作用として口が渇くという注意書きがあり,これを見てから口の渇きが強くなったように思われる.

歯科・口腔外科を受診し,口腔内の乾燥は認められず,ガムテストなどでも正常範囲内であった.耳下腺,顎下腺にも問題なし.口腔粘膜も正常と考え

られ，異常所見はないと言われる．この時同時に歯科的には不良補綴物，二次う蝕など治療を要することがあり，義歯調整を行った．

この治療結果はあまり経過が思わしくなく，口の中の異常感や義歯の不具合を訴えていた．「歯科的には治療の必要はない」と言われ，当科を紹介され受診となる．

生活歴

家族は子供3人で，長女(26歳)，長男(23歳)，次女(20歳)の4人である．長女は大学卒業と同時に嫁ぎ，現在の同居者は2人である．夫が亡くなってからは，パートの仕事に就き，朝から夕方まで(9:00～16:00)仕事をしている．仕事は順調に行っているが，職場の人間関係で，上司とあまりうまくいかず，ストレスとなっているが，「私さえ我慢すれば」と仕事には支障の出ないように職務はこなしている．

何でも引き受けるタイプで，それなりに物事はこなしてしまう．みんなからも信頼されており，断りきれないことが多い．

長女は嫁いでから1年目頃より，姑との折り合いが悪く，夫とも多少違和状態が続いている．子供は1歳の女児がいる．この問題に関して，長女よりいろいろと話を聞くが，解決の方策はあまり立たず，自分だったら上手くできるのにと思った時，苛立ちや，怒りを覚えることがあった．会社のこと，長女のことと問題を抱え込み，自分が解決しなければという気持ちがたいへん強く感じられた．

現症

顔貌，体格など特記すべきことなし．口腔内は歯科的な問題となる所見はない．

心理テスト

SDS58，CMI領域，エゴグラムはN型，性格傾向として強迫傾向が強く認められた．YG-テストは安定型であった．

治療と経過

治療は薬物療法を基本に，心身医学療法として心理療法，自律訓練法などを取り入れた．集団療法の中で，自分の現状，すなわち何でも受け入れる性格的な問題，抱えなくていいような問題まで抱えることが，本人とってストレスとなっていることを知らないために，慢性的なストレスが許容量を超して，身体症状を発現し，自律神経失調症様の症状を認める．心理・社会的なストレス要因が，口腔症状をきっかけに身体化して，これを訴え続けているが，この身体症状発症背景にはストレス要因があった．

何回かの面接の中で，諸問題につき取り出して話していくうちに本人にはストレスとなってはいないと確信していたものが，実は大きなストレスであったことに気づき，心身相関，心身交互作用など病態の発生つき解説することで理解を示し，身体症状に対して，次第に受け入れができるようになり，日常生活には支障がなくなった．

症状はあっても，このような状態になることが治療目標でもあり，生活状況の変化などで症状消失もありうることを話し，健康管理の程度と考え経過観察をすることを約束して，現在では3ヵ月に一度程度の観察となっている．ストレス対応に対して，いくつかの対処法を身につけ，会社の問題，長女の問題なども，まともに受けることなく症状軽減が図られた．しかし周囲の状況は変わらないため，まったく症状が消えることはなく，症状を持ったまま，生活に支障のない状況で生活するという術を獲得できた．

なお，5軸診断(詳細は第3章で述べる)を行うと次のとおりになる．

第1軸：歯科的治療の必要はない．
第2軸：歯科治療を契機に発症．
第3軸：精神的基礎疾患としてはうつ状態と強迫傾向．ストレスによる心身症状態あり．
第4軸：心身症圏からの発症．
第5軸：心身医学的治療を行い，歯科的治療は行わない．

治療評価

症状は軽減され，症状があっても日常生活に支障はなくなった．

歯科治療は行わず，歯科治療に関係して発症していることから，歯科治療が行われたことに対する，歯科治療の内容についての認識，認知の修正を行う．

また歯科領域に症状を出しているその背景にストレスとなる要因があり，またこのストレスとなる問題を受け入れてしまう性格的な素因があるので，心身症圏からの発症と考え，治療としては心身医学的治療を行う．うつ状態の改善と病態説明，認知療法，ストレス対処法などの心理療法を行い，症状改善に向かった．

以上の症例のように，心身医学治療の治療結果は，歯科，外科などのように白黒がはっきりつけられるほどの成果のない状況が多い．また，このことを十分に認識しておかないと，治療者が完全に症状を取ろうとすれば，これが治療者のストレスともなることがあることを付け加えておく．

第2章

口腔領域の心身症発症の特徴

I. 口腔領域の心身症疾患

心身症が口腔領域に発症すると，その表現型として症状がみられるわけである．それが疾患として捉えられ，病名が付けられる．病名の表記は顎関節症であれば，「顎関節症（心身症）」と表記される．心身症であることを明記するのである．

心身症疾患は，身体的治療のみに終始しても症状改善にはつながらない．例えば，顎関節症様の症状が出た時，これが顎関節症として治療されても改善されないことがある．このような時には顎関節症としての治療よりも，心身医学的な治療を行うことで症状が改善されることがある．

口腔領域の心身症として発症する疾患名はそれほど多くない．表2-1に挙げられた病名あるいは症状名は，心身症としてばかりではなく，神経症領域の症状と重なりが出てくる．

II. 心身症として発症する疾患

心身症は理解されにくいこともあり，精神疾患ではないかと思われている場合もある．これは一般の人のみならず，医療者の中にもそのように考えている人がいるのが現状である．精神的に負担となる問題を抱え，これに対応できなくなると病的と思われる身体症状や精神症状が出現することは前章で述べたが，正常圏内（第3章表3-7参照）の人でも状況によっては症状発症の機会はある病態であり，心身症の精神症状だけを対象にして精神疾患として捉えても，身体症状に対する対応ができないことがほとんどである．

このように精神症状を出すことから，精神科疾患であると考える人がおり，また「心身症」の「心」から精神疾患をイメージするのかもしれない．これが精神疾患と混同する所以ではないかと考える．

「心身症」と言う言葉の定義をここに示すと「心身症とは・・・」でどこにでも説明のあるところで

表2-1 口腔領域の心身症の病名（日本心身医学会による）

①顎関節症
②牙関緊急症
③三叉神経痛
④舌咽神経痛
⑤口腔乾燥症
⑥ある種の口内炎（アフタ性および更年期性）
⑦特発性舌痛症
⑧補綴後神経症
⑨義歯不適応症
⑩口腔・咽頭過敏症
⑪頻回手術症
⑫その他

⑧～⑩には一過性の心身症反応や神経症の場合も含まれる．

第2章

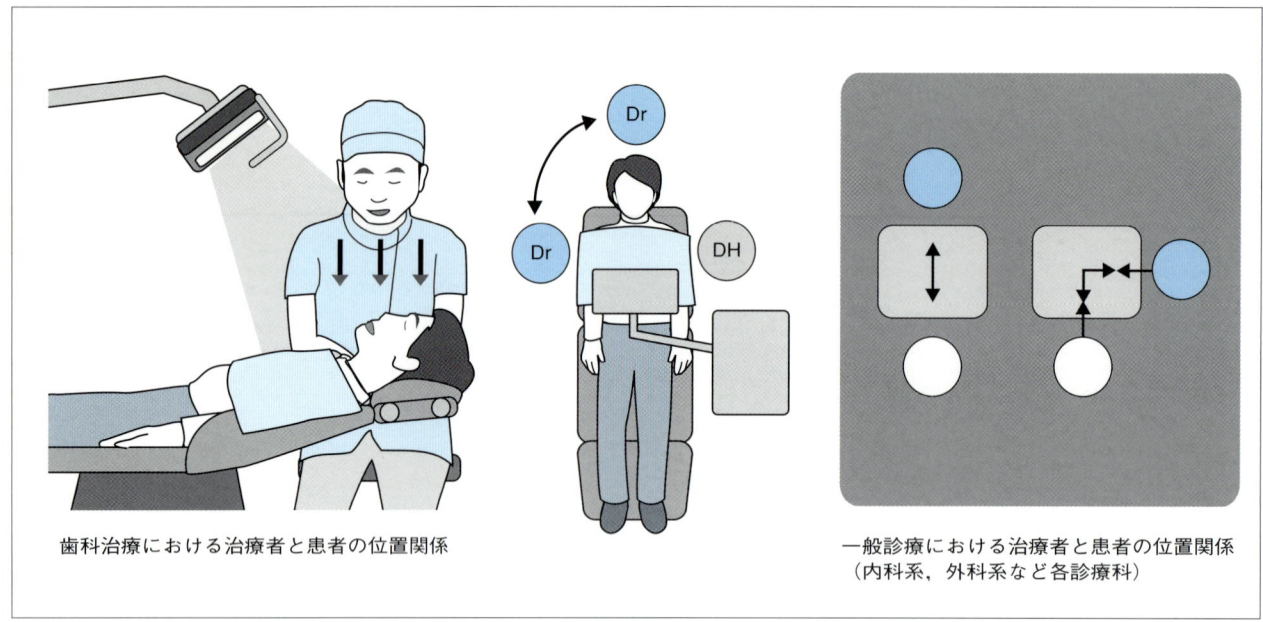

図2-1 歯科治療は治療構造としてほかの診療科に比べ，特殊性を持つ．

歯科治療における治療者と患者の位置関係

一般診療における治療者と患者の位置関係
（内科系，外科系など各診療科）

あるが，身体医学の病理のように明確に捉えることができないことが，この心身症をわかりにくくしているのであろう．

前述の心身症の発症病態について述べたように，心理・社会的な因子として例を挙げれば，例えば面接試験で緊張して肩に力が入り，肩が上がってしまっている状態は筋緊張を起こしており，さらに心臓はドキドキ，口の中は乾燥気味，果たして舌が回るだろうかという不安が出現する．これは一過性のストレス状態におかれた時の，心理・社会的ストレスを受けて現れる症状であるが，これがストレスとしては日常的でほとんど気にならないと考えている場合でも，実はこれが慢性ストレスの形になる．

ストレスを受け，このストレスに対して，ホメオスターシス機能による対応，さらにホメオスターシスの破綻などにより機能障害を生ずることになる．このようなストレスから身体症状への流れがあるわけだが，この障害はどの器官，臓器にも起こりうるのである．それが各診療科の領域にまたがって心身症の病態で発症する疾患群なのである．

その心身症としての発症疾患は表2-1に挙げたが，この中でも口腔・顔面・頭頸部領域の診療科は重なる部分が多いため，いくつかの診療科を受診することになり，病理の存在を突き止めるための作業が行われることになり，最終的に心身症としての病名が付くことがしばしば遅れるのである．

慢性の疼痛などは脳外科，整形外科，耳鼻咽喉科，歯科・口腔外科と各診療領域に受診していることが多い．この各科の診療は症状治療が行われ，慢性疼痛の時は鎮痛剤と筋弛緩剤などの処方がなされる．しかし，薬に反応する疼痛は比較的少なく，痛みに対する直接作用としての鎮痛剤よりも，間接的に不安を軽減したりすることで筋緊張を除き，頸肩部の緊張によるいくつかの症状が改善される．

Ⅲ．治療構造の特殊性が心身症を発症

治療構造とは治療を行うに際しての，治療空間の構造や，治療に携わる治療スタッフと患者の関係などの状態をいう．一般の診療は図2-1（右）に示されるように，この形態で，治療前には，会話はできる，自分の意思表示もできる．対面式か，90°の位置に患者と治療者が座り，看護師の動きは自由に動ける範囲のところで待機している．また小手術をする時もベッド状に寝ることで会話の制限はない．

しかし，図2-1（左）の歯科治療における，治療者との位置関係においては，治療が始まると，話をす

ることはかなりの制限が加わる．特に，口腔内の切削など継続して行われる治療時にはまず会話は不可能であろう．このように，意識のある状態で，治療時に意思表示を制限されるということは，かなりの苦痛であり，患者にとっては「こうしてもらいたい」「そこはあまり削ってもらいたくない」など治療上の要求があるはずであるが，これはほとんど無視されている．すなわちこれが「治療ストレス」と思われる．

患者の表現が制限されたまま，歯科医師も問題はないものと判断して，治療を進めていく．「治療ストレス」はどれほどのものになるであろうか．このように，歯科の治療構造は空間的な問題も治療者との間にみられる治療構造も，他の診療科に比べると特殊であると考えられる．

現在は座位による治療が主と思われる．さらに口腔内治療ということで，治療中の会話や患者の意志表現は制約を受ける．ここに大きな問題が潜んでいる．治療が歯科医療側から一方的に行われる可能性が多い．例えば歯を削られたくないと強く思っていた人が，無言のうちに抵抗もできずに削られてしまったらどうであろうか．これが後でトラブルのもとになる．「削られたくない歯を削られて噛み合わせがおかしくなったと・・・」．

しかし，歯科医師側は「この程度削っても問題ありません」と言うか，「それでは反対側も調整します」と言うことになると，これは問題を大きくするだけである．

身体的に不可逆的な処置を行う時にはインフォームド・コンセントが不可欠である．治療構造からいって，歯科医療では患者側のほうに制約が大きすぎる．これをカバーできるくらいに配慮しなければならないのである．これが治療構造の障害である．医療者と患者が対等の立場で治療についての話をするという構造にはなっていないことを十分に考慮しなければならない．

すなわち治療空間と歯科治療の構造が特殊性を持つこの治療構造に問題があるのであるが，歯科治療は治療部位が口腔内であることから，患者の訴えに対して，すべて答えて治療を行っているとは言い難い．話しかけられても即座に返答はできないし，要求をすぐに述べることができないという治療構造の特殊性からの「治療ストレス」は大きい．

歯科医療は患者の訴えに対して，何らかの身体的な医療行為を行うことが多い．例えば噛み合わせが高いといえば，補綴物の切削，あるいは対合歯の切削などが行われ，これがきっかけで愁訴が発症する場合もある．

歯科はすぐ治療を行う診療科であり，すぐ結果のわかる診療科でもある．また患者にとっては自己診断，自己観察を行いやすい部位である．これも「特殊」と言っていいだろう．この治療構造の特殊性は治療ストレスとなり，治療回数が増えるに従い，心身症や神経症の発症のきっかけを作りやすい．医原病としての発症も考えられる．

IV. 歯科医療の特殊性

歯科医療は身体医学そのもので，直視下に疾患を見ることができる，触診も可能で，その治療は直接的である．歯科医療の教育では治療することで必ず治癒する，あるいは良い状態にまで保存できる，機能が改善あるいは回復されることを教えられる．

治療は一方的で技術提供をすることで治らないのは自分の技術が十分に発揮できていないので，もう少し手を加えたら改善されるであろうと考える．

決して患者サイドに問題があると考えないで治療に取り組む姿勢がある．患者サイドに問題があると考えた時には「精神的におかしい心因性だ．すなわち精神に病理がある」とする考えが出てくる．

治療の過程の中で患者にストレスを与えていることがあり，これに気づかず，身体症状で訴えてくることがあるが，これを精神病理と捉えて精神科的な治療へ導かれることは患者にとっても不本意なことである．また，見る，触ることが容易にできることから，自己診察により，自己確認，自己診断ができる（表2-2）．さらに歯科医療は，治療を行えば，すぐ答えが出る治療がほとんどである．歯髄炎を起こして抜髄が手順どおり問題なく行われれば，患者に

表2-2 口腔・頭頸部領域の特徴

見る，触る，機能の確認ができるところ
気になると常時確認を行っている
患者において自己確認，自己診査，自己診断ができる
治療者への要求として，歯科医療はすぐ応える診療科と思われている
しかし，患者の過度の要求は歯科医療を否定することになる

表2-3 外科医療と歯科医療におけるインフォームド・コンセントの必要性

外科医療や歯科医療は不可逆的な処理を行う．一度行うと元には戻らない	
外科医療	メスをもって身体にキズをつけ処置を行う
歯科医療	歯科器械で歯の切削を行って処置を行う
インフォームド・コンセントが不可欠	

とっては痛みから解放される．また，噛めなかった部位に咬合が回復され，食事に不都合がなくなった時など，いずれもこれらに対しては感謝の気持ちでいっぱいになる．

このようにすぐに治療結果が出るのが，歯科医療のもっとも素晴らしいところである．これは形成外科や，美容外科の治療においても，治療即結果であり，しわが取れた，胸が大きくなった，お腹の脂肪が少なくなり胴回りが明らかに細くなったなど，結果はすぐに出てくるので，感謝されることは歯科医療と同じである．

しかし，外科医療も，歯科医療も，不可逆的な処置を行うことから，一度処置を行えば元には戻らないのである．それだけに，治療も慎重で，インフォームド・コンセントも十分に行われなければならない（表2-3）．心身医学的に問題を抱えた人や精神科的な問題を背景に持っている人など精神的基礎疾患の検討が必要なことがある．したがって手術，治療の事前のチェックが望まれるところである．

また病態説明の理解できる領域の人であれば，術後に，治療に関しての評価の違いや要求を突きつけてきても，ほとんどの人は，精神科領域の症例ではなく正常圏の人たちで，治療者－患者関係の不十分さや「治療ストレス」などから起こる「医原病」であると考えられる．

ただし一方的に患者の悪さにしてしまうことも問題で，病態説明の理解度からすれば正常圏の人で，精神科的な治療を必要とするものではないことが多い．しかし一度問題がこじれると修復するには治療者と患者の二者間では解決の糸口は見つかりにくい．そこに第三者的な立場から，医療状況の説明と現状について説明する心療歯科医が重要な役割を果たすのである．このことは精神科医でも心療内科医でもその役割を果たすことができないのである．

接遇と称して，「患者さんに挨拶をしましょう」とか「優しく接しましょう」というテクニカルな問題だけの教育がなされているのが現状であるが，心身症，神経症の発症が治療の中で起こることを歯科教育の中で教える必要があると思われる．

V．頭頸部領域の心身症（広義の）の特徴

外科領域（歯科を含む）の心身症は最初から心身症で受診することもあるが，治療には身体的な処置，すなわちメスを身体に入れ身体局所の一部を切除することなどが行われる．歯科ではこれが歯の切削である．これらの処置は決して元に戻すことはできない不可逆的な処置である．

このような外科系の処置には不可逆的な処置であることから，患者に「元に戻してくれ」と言われてもこれは不可能なことである．したがって，インフォームド・コンセントは絶対に必要なのである．

ここで，口腔領域の治療を行うに際して，神経症や心身症をベースに発症している身体症状に対しての治療が行われることがあるが，これを逸脱したものは治療が困難となるケースがあり，それは精神科領域の患者であることがほとんどである．

そのような事態を避けるためにも，広義の心身症（心身症，神経症）を治療対象とする心療科での患者の特徴について知っておかなければならない．心療内科や精神科では心身症，神経症で受診する．それも患者自身の自己診断の場合もあり，受診科での検査で身体病理がないことから，紹介されたり受診を

勧められたりで，心療内科，精神科，メンタルクリニックを受診する．したがって受診時には心身症や神経症の身体症状があったりする．

ところが，外科領域では患者が自己診断で心身症かもしれないと言って外科に来ることはまずないだろう．やはり心療内科やメンタルクリニックへの受診となろう．さらに歯科領域には，自分は心身症で口腔領域に症状が出ていると考える人はまずいない．心療歯科への直接の受診はないと言っても過言ではない．また心療内科や心療科，精神科では受診時に心身症，神経症であっても，治療を受けているうちに心身症になるということはまずないであろう．

外科系心療科の心身症，神経症で受診時に神経症，心身症であるのは，ほとんどが紹介や診療依頼の時に限られている．歯科領域では治療中に発症したり，歯科の治療後に心身症や神経症が発症することがある．このような治療関連で発症した心身症（広義の）患者は医療施設を巡ることが多い．すなわち「ドクターショッピング」である．

こうしてドクターショッピングを行っている患者は症状に対して情報を得るべく，それなりの知識を得ているので，安易に前医の批判や，厳しい評価は症状を増強させることになったり，治療をこじらせる原因にもなりかねない．まして自分が本格的に患者と対峙しなければならなくなった時，心身症や神経症患者には歯科的な治療では対応しきれないものがあり，治療者に歯科医療の技量があっても直接的な歯科治療は行ってはならないのである．治療を行えば自分に今度はその治療愁訴との闘いが回ってくるのである．歯科領域の心身症，神経症は発症がどのような状況から発症しているかを知ることが大切なのである．

本来は治療前に情報が必要である（時としては，初診時の雰囲気で，トラブルを起こしそうな気配を感じ取ることはあるだろうが）．しかし，事前の情報収集はほぼ不可能なことが多いので，歯科治療を始める前から心身症状態・神経症状態である人もいることを知っておく必要がある．

次に治療中に心身症や神経症を発症する人がいる．これは「治療ストレス」と言っても良いのではないかと思われるが，治療の契約や治療中に納得しての治療ではない時や，一方的な治療であったり，経済的な問題が絡んだりと複雑である．また治療中はそれなりに経過したが，治療が終了し，調整や経過観察時期になって愁訴が発生して，これに対する治療の手段がないというような状況になる．純粋に歯科医学的に問題があれば治療を行えるが，これがないとなったら，治療者には対応手段がなくなるのが現実である．しかし実際このようなことが起こっている．

こうして愁訴の発症時期があり，またその発症背景に歯科医療がかかわっている時には，その時の状況を考慮しての歯科治療が行われなければならない．しかし必要のない治療を行うことは，さらに症状を増悪させることになりかねない．

Ⅵ. 歯科医療における症状発症と背景の考え方と治療対応

心療内科や精神科には最初から心身症や神経症の状態で受診するが，歯科や外科領域には神経症や心身症で最初から受診するのではなく，心身症，神経症の状態に陥った状態で，身体症状を前面に出して受診することは少ない．歯科治療が必要であろうとの判断で歯科を訪れることが一般的である．

心身症や神経症の発症が精神科や心療内科とは違って受診してから起こることがある．治療との関連で発症することがある．すなわち治療という行為を通じての発症である．ベースにある神経症，心身症の発症準備状態の人は治療の途中や治療が完結してから訴えが出現することがある．これは外科系心身症や神経症の特徴なのである．発症の時期と発症の機転についてはおおよそ表2-4に示すように，3段階の時期にまとめられ，心身医学的な治療対応も発症時期を考慮する必要がある．治療時の病態説明で焦点となるところであり，どのような状況下に発症したかは治療上大きな鍵となる．

表2-4の第一の外科系（歯科医療）における神経症，

表2-4 歯科医療において治療上鍵となる心身症，神経症の発症時期の分類

① 治療前に心身医学的診断を必要とする場合	
神経症，心身症で受診する	異常所見はないが，訴えがある
② 治療中に症状を発症する場合	
治療中に神経症，心身症を発症	心理・社会的なストレス状態におかれている時，治療を契機に身体症状が発症する
③ 治療後に発症する場合	
治療後に神経症，心身症を発症	医原病と考えられる症例が多く，医療不信，不完全なインフォームド・コンセントから起こる

　心身症の発症から身体症状を訴えて受診する人は，治療前に心身医学的診断を必要とする場合があり，異常所見はないが，訴えがある時は，その症状発症の背景に神経症，心身症の状態があったり精神病理があったりすることがある．

　心療内科，精神科，メンタルクリニックといわれる診療現場では，自分から，あるいは人に勧められて受診する人たちである．これは明らかに受診時に心身症を疑っての受診である．したがって，診断・治療の手順は決まってくる．これが心身症の診断・治療の流れであり，心療内科や精神科にみられる初診での状態である．

　心療内科に受診して，そこから神経症や心身症が発症することはないと考えて良い．受診者はすべて心身症や神経症として受診しており，治療を契機に心身症になったり神経症になったりすることはないが，歯科・口腔領域の心身症はこれとは異なるところがあり，その特徴は，神経症，心身症が，第2の治療中であったったり，第3の治療後であったりするのである．

　心身症として各診療科を回って受診する人もいるが，初診時に，純粋に心身症（広義の）の身体症状である人は当科の統計では，30％弱である．そのほかの人は治療中，治療後の症状発症である．

　治療中に神経症，心身症を発症する人は，心理・社会的なストレス状態におかれている時には，身体症状が発症するベースがあるために，治療を契機に治療を行ったところに症状が発症する．たとえ治療が適切に行われても起こるのである．これは「症状転換」と言われ，本来のストレス状態で疲弊している脳の状態，心の状態が，身体症状に転換されて，辛さであったり，疼痛であったりと身体症状として表出される．あるいは，治療中の問題で齟齬が起こり（インフォームド・コンセントが十分に機能しない時など），治療関係がうまくいかなくなったりすることや治療中から治療が順調に進まないことがあると，治療ストレスがたまり，身体症状として表出される．したがって，このような状況では積極的な歯科治療を進めることが，症状改善につながらないので，心身医学的な治療が同時に行われなければならないのである．

　第3の治療後の発症する場合は，医療不信，不完全なインフォームド・コンセントなどから起こる．それに治療が終わり，これで終了という時や，あるいは治療終了後の経過観察の中で症状が発症する人がいる．このような治療後の神経症，心身症の発症と医原病は同義に考えられることがある．

　治療後には治療問題，経済的な負担問題，治療状況の理解度の問題などが術後に発生することがある．これらの問題が純粋に歯科医療で解決できる問題であれば，問題にはならないが，心理・社会的な背景に問題を抱えている時には，これが少なからず身体症状を発症あるいは悪化させることがある．これが心身相関と考えられる病態である．

　すなわち症状があって辛い，この辛さのために，気持ちがうつ気分になる，うつ気分になると疼痛や，不快感の閾値が下がるという心身交互の作用が起ってくるのである．

　日常生活で身体的に弱い部分に症状が発症する，また表現されるということはよくあるが，治療中に

ある部分にその影響が現れるのは歯科領域に起こりやすい．

これまで治療を継続してきたところ，あるいは治療が終了して時々調整をしている段階では，こうした身体症状発現の恰好の場となると考える．これが，いくら治療をしても良くならないとか，治療効果の上がらない，愁訴が次第に多くなるなどの状況を作り出している．

治療中や治療後にこのような変化がうかがわれた時には，治療部位の問題ではなく身体症状を表すような状況があるかどうかを知る必要があるのだが，一般にはこの状況を知ることは難しい．しかし何かが存在するかも知れないという配慮だけは必要であろう．無駄な実際的な治療を進めてしまうことになりかねない．経過を診ることで十分なこともあり，そのうちに良くなっていくこともあるので，性急な治療は行わないほうが得策である．

このように術中や術後経過の中で起こった身体所見に見合わない訴えは，心身症や神経症を背景に起こることがあるが，さらに精神科領域の人の身体症状の発症である時がある．これは鑑別が重要であり，絶対やらなければならないのである．

治療対象から除外されるべき神経症圏の人や精神病圏の人が，術中や術後の発症であれば，治療法や治療経過など専門的な歯科医療での病理を知らずして心身医学的な治療を行おうとしても，効果が上がらない．症状発症と治療の因果関係を理解すること，すなわち病態の理解が治療につながるからである．

したがって，心身症の人に心療内科医が心身相関の説明をしても，精神科医が精神的な問題であることを強調しても治療において何の役にも立たないのが現状である．これはこのような患者に遭遇した治療者であれば理解できるはずである．

精神科や心療内科へ治療依頼を行っても，つねに良い結果が得られるとは限らず，むしろ治療法に違和感を生じて，また元に戻ってきてしまうのが現状である．そのような経験はよく聞かされるが，以下に症例を紹介する．

1．治療を始める前に心身症，神経症で受診する場合

心身症，神経症として身体表現をされているところが，口腔領域であったり顔面領域であったりする場合で，器官選択が頭頸部領域に起こっている時である．例えば，次のような症例（心身症の状態で上顎の部位特定不能の歯痛を訴えてきた）である．

右の上顎の大臼歯から小臼歯のあたりに痛みがある．このような患者が受診し，「痛い」と言ったら治療手だては何があろうか．よく行われているのは多少歯槽膿漏気味でポケットがあり，これが刺激されて痛みがあるのかもしれないということで掻爬と貼薬を行う．これは応急治療である．

また偶然に小さなう蝕でも発見されれば，この治療を行うであろう．しかし実際はこのように特定不能の歯痛がある時は簡単に処置を行ってはならないのである．除外診断として，可能性のある治療はする必要はあるが，症状に見合っただけの所見がない時はそれ以上に治療を進めることは避けることが望ましい．

このような時に頸部の筋緊張が強く見られる場合に，関連痛として上顎に執拗な症状が出ることがある．その原因を遡れば，ストレスにより頸肩部の筋緊張が起こり，頸肩部の筋緊張や痛みが発症する関連痛を起こすことがある（第1章図1-9a～c参照）．そのストレスが家庭の問題であり，緊張や不安，うつ気分にあった時に頸肩部の緊張を起こしていることがある．この治療は歯科治療では解決は困難である，それどころか小さなう蝕治療が抜髄，根管充填，さらに再根管充填，歯根端切除，最終的に抜歯と至っても痛みの取れないことがある．最終的には骨髄炎疑いとか骨髄炎としての治療が行われ，難治化しているのである．以下に症例を示す．

患者
58歳の女性（専業主婦）．
主訴
左下顎智歯周辺の痛み，左頸肩部のこりと痛み，頭痛．

現病歴

　平成Ｘ年10月頃より，左顎下部，頸部より痛みが起こり，嚥下時に咽頭部への痛みも出ることがあった．しばらくは放置していたが，知人から咽頭ガンの人が亡くなったことを聞き，咽頭部や顎下部の痛みがガンに関係あるかもしれないと心配になり，耳鼻科を受診，診察の結果「問題なし」と言われたが，症状はあるため関係あるかもしれないと考え，某歯科・口腔外科を受診する．ここで精査を行い，疼痛の原因は智歯の可能性があると言われ，症状が改善されるならと，勧められた抜歯を行った．

　抜歯は埋伏歯であった．術後抜歯のための症状はそれほどなかったが，創治癒が起こってもまだ抜歯部に痛みが残った．抜歯によって改善されると思った痛みは継続していた．2ヵ月後に他院の歯科・口腔外科を受診して，抜歯部の状態や痛みの原因について検査を受けたが「問題なし」と言われる．この歯科・口腔外科より心因性の可能性があるとして当科（頭頸部心療科）を紹介されて受診となる．

生活歴

　家族構成は，現在は夫の母親（89歳）と2人で生活をしている．32歳の娘と，36歳の息子がいるが結婚して別居．配偶者は患者48歳時に心臓発作で死亡している．以後子育てと，母親の面倒を看てきた．3年ほど前に脳卒中で義母が倒れ，8ヵ月ほどの間に病院を3ヵ所ほど変わり，その間に病院通いと看病を続け，退院後も自宅でほとんど寝たきり状態の介護を1年半ほど続けていた．病前は義母との関係は比較的うまくいっていたが，自宅看病するようになってから，いろいろとわがままが出たり，要求が多くなり，介護そのものにも疲れを感じ始めていた．介護をしてくれる施設への入所も考えたが，夫の兄姉に頼りにされているため，それもすぐに実行することは難しかった．

　このように生活環境の中で精神的にも身体的にも疲れを感じているであろうと考える状況にあった．身体的には，頸肩部のこりや痛みが慢性的に認められたが，いつものこととして過ごしていた．疲れを感じるということはあまり自覚になく，私がやらなければという気持ちで頑張ってしまっていた．介護生活が1年になろうとする頃より，左下顎智歯周辺の痛み，左頸肩部のこりと痛み，頭痛などがよく起こるようになった．

治療と経過

　5軸診断（第3章表3-3参照）から診断および治療方針を決めることにすると．

第1軸：歯科的な医療は行う必要がない．

第2軸：歯科医療以前に発症していた症状．

第3軸：精神的な基礎疾患は精神病理ではなく，日常生活において，慢性ストレスとなる問題を抱えている．ストレス病理あり．

第4軸：心身症圏からの身体症状の訴えと診断．

第5軸：心身医学的な治療対応を行い，身体症状に対しては対症療法を行う．

　主訴の痛みは，歯科医療に関係なく，それ以前からあった．この症状発症の時期と身体的ストレス，精神的ストレス状態におかれ，本人には気がつかない（アレキシサイミヤ傾向）ところで，頸肩部の筋緊張がつねに起こっていた．これを放置しているうちに関連痛として下顎下部や顎，咽頭付近の痛みを発症していた．治療目標を日常生活で痛さや諸症状のための障害がなくなり，症状があっても生活には問題ないところまで持っていくことにした．治療目標が症状消失ではないのは，いまだに生活環境はほとんど変わらないので，症状が完全になくなることは約束できないが，共同治療（医療者と患者）することで，症状軽減はできることを約束した．

　この症状発症について病態説明で理解してもらい，身体病は存在しないが，このようなことが起こることを理解してもらった．実際の日常での患者のたいへんさを，治療者が受け入れることで患者は心を解放し，医療部分で行える支えを行うことで，痛みに対する不安がなくなり，症状は軽減されていった．日常生活において症状に負けないで生活できるようになった．

　心身医学的な治療ではこのように治療目標が治癒ではないことが多い．このことを治療者も患者も理解のうえで，治療を行っていかなければならないので

ある．

2．治療中に神経症，心身症を発症する場合

　心身症や神経症が治療中に発症することがなぜ起こりやすいか．これは前述したが，歯科の治療構造に問題があると思われる．十分なインフォームド・コンセントが行われていないことが，治療中の患者の要求と歯科医療を行う治療方針の遂行との間で多少のズレが生じてきた時に問題が起こりやすい．

　「こうしてもらいたい」「こうではないのだが・・・」「そこをもう少し・・・」など声にならない，言葉にならないことが治療中に生じる．これが「治療ストレス」である．以下に症例を示す．

患者
　34歳の女性（会社員）．

主訴
　|4 5 6の違和感と痛み．

現病歴
　6年前に|5の根管治療を行い，その後に歯根端切除を行った．治療後は経過順調であったが，|6のインレーの破損で歯質の欠損が多くなったために，抜髄，築造を行いその後に，セラミックスのブリッジを|4 5 6にした，この治療の過程の中で，|4は生活歯で本人はこの歯に関しては生活歯であることから，手を付けないでもらいたいという願いがあった．しかしブリッジの説明や|4の切削について，十分にインフォームド・コンセントがなされないまま治療が進んでいった．

治療と経過
　|5は負担がかかると保存できる期間が短いと判断，|5の抜歯を行い|4は生活歯のままブリッジの支台とすることにし，|5の抜歯窩の治癒を待った．しかし抜歯後の疼痛が継続した．抜歯窩の治癒状態には問題はないが，ブリッジへ治療を進めることはできないまま継続した．そこでブリッジの形成をして，テックを装着して本義歯を製作するまでの治療とした．装着感などに違和感を覚え本義歯の装着に時間がかかっている．|5の根管治療から歯根端切除，抜歯までの経緯は，患者には十分に理解できないまま行われ，「治療ストレス」となっていた．

　このように入れたブリッジが本装着するまでに時間がかかることを経験する治療者もいると思われるが，患者に治療状況を丹念に聴いていくと，「治療ストレス」と同時に治療時期に心理・社会的要因として，職域の変更，友人を失いつつあることなどのストレスフルな生活をしていることがわかった．以上のようなバックグラウンドがある状態で歯科医療が行われた．順調に治っていくはずの歯科治療もつまずきがちになり，新しくできた義歯の受け入れに神経症的に反応してしまったのである．

　このように治療の経過の中での症状の発症は，心理・社会的なバックグラウンドがあり，同時に治療などの自己判断が曖昧になり，また十分にインフォームド・コンセントが行われない時に「治療ストレス」が起こる傾向がある．インフォームド・コンセントを行う時に，純粋に歯科的なことだけで治療を進めることなく，訴えを十分に聴きながら治療を進めると，ストレスの解放につながることがある．

　結果的には，その頃の状況と現在の状況改善の具合や対処の方法などに触れることで，患者の症状に対する訴えは減少していった．補綴的に問題がないことが確認できたら，本装着をするように勧め，それまでは本義歯の仮着とした．こうして3ヵ月が過ぎ，症状はほとんどなくなった．本装着を行い，治療終了となった．

　治療期間中に治療者が1人で対応すると，問題が次第に深刻化し，解決の糸口が見い出せなくなるが，歯科治療を行いながら，歯科のことが十分にわかる治療者が治療経過を説明しながら，現在おかれている状況（心理・社会的な要因につき言及する）や心身相関や心身交互作用を説明すること，すなわち心身医学的治療を行っていくことで問題が解決される（義歯の受け入れが可能となった）．

　ここで問題はこの支えの医療を行うところに，精神科医や心療内科医が登場しても歯科領域の治療問題にはまったく触れることができないことから，歯

科治療との関連を理解させることができないという重要な問題がある．よく聞く話は患者に精神的な問題があるだろうと精神科や心療内科に依頼しても治療効果がないのはこのような状況によるものであり，重ねて強調したいのは精神科医や心療内科医が治療できる領域の患者ではないので，これらの患者の治療は，歯科医師でなければできないのである．

3．治療後に神経症，心身症を発症する場合

上述の症例は治療中に発症したが，これが時期的に，治療が終了してから起こることがある．その発症背景には心理・社会的な要因が関与はするが，これは前項2の場合の時期的な違いと考えられることもあるが，治療後の発症は，心理・社会的な背景は何らかの状態で持っていたにしても，対応はできていた状態で，症状発症にまでは至らなかった状態が継続，治療が終了し，その後に発症があり，これが治療領域に症状表現されると考えられる場合がある．

治療後の評価の段階で，治療評価をマイナス思考で行うような状態では，治療領域に身体症状が発症することがある．問題はインフォームド・コンセントが十分に機能しているか，機能するほどのインフォームド・コンセントを行ったかにかかわってくる．多くの場合，治療後の評価を行う患者の精神状態，インフォームド・コンセントの機能，この時期の心身の不安定状態を総合的に診ておかないと，訴えている身体症状に治療者が応えてしまい，歯科的には問題がないと考えても患者が訴える症状に対して歯科的処置を行うことがあるが，これが治療を困難にする．次に症例を示す．

患者
　28歳の女性（会社員）．
主訴
　噛み合わせがおかしい．顔貌が変わらない．
現病歴とその評価
　上下顎前歯部の叢生と下顎前突様の顔貌に対して矯正歯科による治療を望んで受診．治療期間が長くかかること，費用のかかること，しかし治療は可能であることを話し合い，治療を開始することになった．両側上下顎の4を抜歯として矯正治療のブランケット装着．叢生の改善，咬合の改善が見られてきた．この時期には治療に対しての不満はなく経過していた．前歯部の咬合関係は良好となり，デンタルパターンの改善は行われていた．しかしスケルタルパターンは，そのままであることから，顔貌の改善は目立って起こっていない．

患者にとっては，「歯並びが悪い」と言うことを述べて治療を期待していたが，実は歯並びではなく顔貌それもプロフィールが期待したとおりに大きく改善されないことに不満が出てきた．矯正歯科医は咬合関係には問題ない，顔貌は以前より改善されていると評価しているが，患者の評価とは大きく食い違いがある．

噛み合わせが気になり，臼歯部でのクレンチングにて，咬合確認を行うようになった．本人にはこれが問題であるとは気がついていない．これが咀嚼筋群の筋疲労を起こし，顎関節様の症状を呈するようになった．臼歯部はもともと矯正治療おいて咬合関係は変えていない．したがって臼歯関係が変わって咬合が変わり，顎関節症となったということにはならない．

実際，前歯部の咬合関係は改善されているが患者の期待した側貌の改善は起こっていない．これが治療者と患者の評価の違いである．この時期に職場内での移動，人間関係のトラブルなどいくつか日常的かつ社会的なストレスとなるものがあった．同時に側貌の改善されない治療結果に対するストレスは心理的なストレスとなり，経済的な負担はかかり，それに加えて，職場の配置替えなどこれらのストレスが，身体症状に対して「この症状さえ改善されていれば」と言うことで顎の痛みと顔貌の歪み，噛み合わせの異常感などとして身体症状として表出してきた．

これはインフォームド・コンセントの取り付けと，スケルタルパターンまでは大きく変化しないことを説明されていなかったことが大きな原因と思わ

れるが，その後の心理・社会的な要因が身体症状を出すまでに至ってしまったのである．

この経過の中で治療した矯正歯科以外の矯正歯科や口腔外科などの複数科に受診して評価を仰いでいるが，受診する診療所を回るたびに精神的な異常を指摘されるような言動が歯科医師から聞かれたとのこと，しかしこの患者は精神的な異常はないと診断できる．

治療と経過

このような患者は精神科や心療内科では治らない．リエゾン治療などで改善されない．治療は困難をきわめるが，治療の経過をたどっていき，これに対する納得を得ること，評価の違いは現状では認めても必要あれば，ほかの手段があることを説明し，現状を受け入れるように治療を行う．

この時に心理・社会的な要因を見据えながら全人的な治療を行わなければならない．心身医学療法としてのエネルギーを傾け，初回治療のフォローをすることで，日常に障害のない状況に戻ってくる．この治療を精神科や，心療内科でできるであろうか．これはできないのである．矯正歯科，口腔外科，補綴などに素人であっても歯科医師としての説明は可能であり，治療には十分である．患者も危うく精神科の領域の患者にされるところである．まさに医原病の過程をたどることがある．

しかし本当に精神科領域の人もいる．矯正治療などでも，元の歯並び（まったく元どおりの治療前の叢生状態）に戻してくれと言う要求が聞かれる．この程度の要求を突きつけてくる人は精神病理があると考えなければならない．しかし精神科に行ったとしても改善されるわけでもない．

以上のように術後に起こる心身症や神経症は医原病も含まれる．他所でも述べるが，歯科医療では，見る，触ることのできる領域で，観察と自己診断が行われやすい．患者と治療者の間で評価が違うことも発生するので，十分なインフォームド・コンセントが望まれる．

治療が即結果となる歯科医療や，美容外科，形成外科では結果の評価にこだわる人がいる．ベースが神経症圏の人である場合や，術後の結果と心理・社会的なストレスが錯綜して，心身症発症となることもある．訴える症状だけを診て，これに治療の手段を講じるのではなく，すなわち疾患を診るだけでなく人を診るいわゆる全人的医療の重要性がここにある．

VII. 精神病理を持った人が治療中や治療後に発症する

基礎疾患に精神病理を持った人の身体症状に対する発症は，どの時期にでも起こる可能性がある．例えば強迫神経症の人などでは，治療をきっかけに，精神病理の一部を身体症状として訴える．強迫神経症の人は，「噛み合わせがうまく行かない」「噛み合わせがおかしい」と言っていつも噛み合わせにこだわり，確認を行い，その確認や，保証を得ることに関して異常な執拗さをみせる．強迫神経症傾向の人はこのような訴えに近いものはいつも持っているが，病態説明の納得の程度と，理解と日常生活における変化は精神病理の水準により，精神科治療を必要とする人では大きな差があり，例えば2～3回の病態説明も納得せずに，5～10回と治療者を辟易とさせるほどの執拗さがあるのが，精神科での治療適応がある強迫神経症の精神反応の1つである．以下症例を示す．

症例

43歳の男性（自由業）．

主訴

噛み合わせがおかしい，うつ気分，頭痛，肩こりがある．

現病歴

1年前に下顎の大臼歯部のインレーが破損したため，歯科治療を行う．引き続いて，小臼歯部および，上顎大臼歯部に二次う蝕が認められたため，要治療とのことで治療が行われた．

初回に行った治療の経過には問題がなかったが，引き続き行われた治療では，3ヵ所治療が追加され

たために，多少の咬合関係に違いが出たことは予想されるが，この頃より，咬合関係のおかしさについて細かい訴えが起こり始めた．咬合調整が行われたが治療は終結しなかった．歯科治療の上手いといわれる歯科を友人から紹介され受診となる．ここで，噛み合わせに関しては，両側同時に行ったほうが良いことを勧められ，反体側の上下5〜7のブリッジの再製作も行うことになった．歯科医師に言われるまま治療に従った．治療は比較的短期間に行われ，最高の材料を使用して治療をしましたと言うことである．

したがって，上下左右の小臼歯，大臼歯と治療が進められたことから，咬合関係に関しては，歯科的には問題がないと考えられる治療ではあろうと思われるが，咬合関係はさらに悪くなったと感じるようになったと言う．このためまた前の歯科医師を受診する．ここでは，すでに適切な歯科治療が行われていることを説明された．しかし咬合関係に関しては改善を求め，執拗に症状を訴えた．歯科的には問題がないとして，ブリッジの仮装着にとどめてあり，経過観察が行われていた．この歯科医師より当科へ診療依頼があり，当科で治療を行うこととなった．

既往歴

過敏性腸症候群，強迫神経症，不安神経症にて精神科での治療が歯科治療を行う1年前まで，3年間ほど行っていたとのことである．しかし神経症傾向については，治療によって変化したとは思えないとのことであった．

治療と経過

当科で行う5軸診断に従って評価を行うと，このたびの治療は歯科的な治療が必要ではない（第1軸）が，精神症状である，気になって仕方がないほど，日常生活に障害がみられた．神経症的な反応が強い状態である．歯科治療以前には咬合に関しては問題はなかった．症状発症は歯科医療をきっかけに起こっている（第2軸）．治療の経過中に発症と診断した．精神的基礎疾患は精神科で診断を得ているように，強迫神経症が背景にある（第3軸）．したがって身体症状の執拗な訴えは強迫神経症の病理が存在す

ることがわかった（第4軸）．

この患者の5軸診断と評価から，治療方針を決め，治療はどのように行うか，すなわち第5軸の治療の時期決定としては，歯科治療は積極的に行わず，心身医学的治療を行う（本来であれば精神科治療となるところだが，これまでの治療で患者自身は精神科治療を望まなかった）．また病態水準は心身医学的な治療でも応対できるので，病態説明を繰り返し行うことは，治療者側にとって，大変な労力ではあるがこれを継続することで信頼関係と治療関係ができ，1ヵ月に一度程度の経過観察治療の後，1年後に仮装着していたブリッジを入れることができた．

このように治療時期としては初期は治療をせずに心身医学的治療，病態を理解した頃から，装着を行う時期であることを告げる．これに対しては理解を示し，装着を行う．装着時に一度受診して，装着によって大丈夫かどうかの確認の意味で，保証が求められた．これに対しては問題ありませんこれで治療は完璧であることを伝えた．その後半年ほど経て，経過観察に訪れ，以後は受診していない．

治療評価

本来であれば精神科に行っていただく患者ではあるが，実際このくらいの病態水準の患者は精神科で薬物療法を受け，病態も説明されなければ，ここまで自分の噛み合わせや治療状況を理解し納得し，受け入れるところまで持っていくことができない．これは歯科医師，歯科的な知識が要求されるところである．何度も繰り返すが歯科医師でなければできないのである．薬物療法だけで，この身体症状（歯科的な）を改善することはできない．

Ⅷ. 頭頸部領域の各診療科の心身医学的治療対象疾患

各診療科のうち，口腔領域に関連する診療科は脳外科，整形外科，耳鼻咽喉科，眼科，歯科・口腔外科，形成外科などの外科系の診療科に加え，神経内科，一般内科などが関与している．

歯科領域に関連のあるこれら隣接診療科の心身症も多く，発症には重なりを持っている．愁訴の発症

はこれら各診療科にまたがっている．その愁訴も統計的に観察されたものをみてもわかるが，その発症の比率は頭頸部領域が圧倒的に多い（第1章図1-8参照）．心身症の発症は身体各部，各臓器に表現される．それが頭頸部領域の口腔に発症するのはなぜか．これは身体部分で，弱いところ，遺伝学的に弱い部分，治療中であったりする部分に出現するとされている．これが器官表現となる．言語臓器，器官言語などと言われるゆえんである．

このように隣接する診療科の多いということを十分に理解し，その対応や，治療適応，紹介をなぜ行うかなどについて十分な検討を行う．安易に自分の診療科の範囲ではないという考えは，ほかの診療科を回るどころか，一般歯科や，口腔外科，矯正歯科などを回るに過ぎないことにもなる．

頭頸部領域の心身症とされる疾患名は重なりがあり（表2-1），複数科にわたっていることがうかがえる．そこで各診療科の予想される現状の疾患を以下に述べる．

1. 脳神経外科，整形外科を訪れる疾患

筋緊張性の頭痛は単独で起こるよりも，むしろいくつかの症状を伴っていることが多い．筋緊張性の頭痛の診断基準では頭部の筋緊張によって起こるとされているが，実際の臨床では頸肩部の緊張によって，筋緊張は周囲の筋との関連し，頭痛を起こすことが観察されている．

頸肩部の筋緊張は日常的に頻発している．頸肩部，特に頸椎の病理学的な所見がないにもかかわらず，頸部のこりや痛みを訴えて受診する．しかし，身体医学的なアプローチでは，病理所見のないことから「問題なし」と言われ，症状を残したまま，現代医療の場から外され，治療対象とはしない．これが代替医療へと回っているのが現状である．

この身体医学的なアプローチから心身医学的なアプローチに変換することで，臨床的な観察から頸肩部の筋緊張が姿勢や筋肉の酷使からだけではなく，ストレスが緊張，構えとして身体症状を起こした時，頸肩部の筋緊張はこりや痛みとして表現されることが判明する．

このようにストレスに対する構えは頸肩部の緊張と関連する．ライフイベント．デイリーハッスルといわれる急性のストレス，慢性のストレスは頸肩部への筋緊張をもたらしている（第1章図1-9a〜c参照）．頸部の筋緊張は後頭部の筋緊張を併発し，これらの筋症状は緊張型頭痛の発症要因となっている．

ストレスを表す「からだ言葉」にみられるように，頭痛の種，肩の荷が重い，双肩にかかる，肩のこる話し，借金で首が回らないなどとストレスに対して頸肩部で反応している言葉として表現を挙げれば，その数はたいへん多い（第1章参照）．頭部を支持する筋肉の緊張はこのように日常の生活の中にあるストレスが持続的な筋緊張をもたらし，頭頸部の諸症状を誘発していると考えられる．

2. 耳鼻咽喉科を訪れる疾患

耳鼻科的な訴えは歯科・口腔外科と重なるところも多い．したがって，身体医学的な所見がないと双方の診療科を行ったり来たりすることになる．顔面痛，中でも三叉神経痛様の疼痛，口腔内の異常感，ヒステリー球（咽頭部に球がつかえている感じ），咽頭部の異常感，異物感，味覚障害，後鼻漏，神経性の咳嗽，失声，嗄声，嚥下困難症などの症状も解剖学的に近接あるいは移行していることから，歯科・口腔外科領域との重なりもいくつかある．

歯性上顎洞炎と術後性頰部囊胞の診断と治療は耳鼻科的な疾患にとどまらず，これに関連した上顎の痛みについては，身体医学的にも耳鼻科と歯科・口腔外科の重複する領域であり，神経症，心身症の病態で症状発症が起こると，療診・療科ともに苦慮する部位である．三大唾液腺では口腔外科との重なりがあることから，口腔乾燥症などは厄介な疾患で，両診療科を受診することとなる．

3. 歯科・口腔外科を訪れる疾患

歯科と耳鼻咽喉科との重なりは口腔領域にあり，さらに周辺の臓器にも症状の波及があることから，

歯と顎骨の疾患，顎関節疾患以外はほとんど重なりを持っていると思われる．歯科的な特性から，噛み合わせ，すなわち咬合に関する問題は完全に歯科的な問題である．したがって，歯並びのことや義歯に関する訴えは歯科の知識がないと患者への病態説明ができない．形態的な異常も，機能的な異常も歯科領域は患者が自分で観察し，触って確認するという行動を行いやすい．これが自己診察，自己診断を行い，神経症を助長させている．

咬合の問題に関しては，噛み合わせが悪いのではなく，咀嚼運動以外に歯を噛みしめていることが問題であることが多い．これが咀嚼筋の筋緊張を起こしていると考える．これに対する咬合調整は害あって益なしのことがある．

歯科の特殊性から陥りやすい問題は，十分な治療技術の提供が行われたにもかかわらず，症状があると，処置治療をさらに行うことがある．この時，歯科的に問題がないと考えたら，症状を訴える局所を治療するのではなく，症状を訴えている患者を診なければならない．身体医学的に問題があるのではなく，心身医学的に問題があることを考える必要がある．

それ以上の処置，治療は患者の神経症部分を助長し，愁訴をまた新たに作り出すといった医原病として発症をしていることが多い．患者の医者操作が起こると，治療の必要がない部分に処置を行う傾向がある．これが歯科を含めた外科系心身症，神経症の特徴で，後述する歯科治療の中で起こる神経症，心身症である．

4．眼科を訪れる疾患

眼科で他診療科と関連するのは眼痛である．あるいは，前頭部痛，眼窩上縁の痛みは眼科的には問題なしか，あるいは眼精疲労と言われることが多い．しかし噛みしめることで側頭筋の筋突起部や頬骨弓の付近に筋痛を起こし，これが眼窩上縁や眼窩部の痛みとしての訴えが観察されることから，これは眼科的な問題ではなく噛みしめによって誘発されている筋・筋膜症状のようである．

5．神経内科を訪れる疾患

神経内科は頭頸部の診療科のどの診療科にも関連を持っている．中枢神経系や末梢神経性の機能障害，器質障害までその守備範囲は広い．シビレ感，知覚異常の鑑別は整形外科とも重なっている．特に口腔領域，咽頭領域に神経症状から発症して，経過を診ているうちに，器質的な疾患が見つかるまでに形態的な変化が起こることがある．

受診時近辺にCT，MRIなどを撮って異常なしとされても，その数週後からCT，MRIに怪しい陰影が出現することもあり，症状変化と検査はつねに行う姿勢を持っていなければならない．以下に症例を示す．

患者

56歳の男性．

主訴

口の中が乾く．舌のまわりが悪い．飲み込みが悪い．

現病歴

半年ほど前より上記症状が時々見られ，気になってきたので，耳鼻科を受診する．耳鼻科的には「問題なし」と言われる．口に渇きによる舌のまわりの悪さがあるものと考え，口腔外科を受診した．ここでも問題なしとされた．症状は変わらずに推移し，3ヵ月ほど経って耳鼻科を再度受診した．ここでMRI，CTを撮り，諸検査を行ったところ，これと言った症状に見合うだけの所見はなかった．神経症的な問題もあると精神科か心療内科に行くように勧められた．

心療内科に行ったところ，抗不安薬と抗うつ薬が投与された．症状が改善されないことから心療内科より当科を紹介されて受診となった．

治療と経過

これまでの数回の検査では身体的には問題ないことから，心身医学的なアプローチを行うことにした．この症状が出る頃の社会的な背景としては会社での職場の変更，リストラなどの状況に直面し，心身症を発症する可能性のある状況にあった．ここで心身

医学療法が開始された．症状はそれほど改善をみないが気持ちのうえでは，たいへん楽になったとのことであった．

心身医学的医療が社会的因子に対しての対応など，支えとなる部分が効果を示したものと思われる．一方，身体症状は気持ちの改善とは同時に改善されることはなかった．そこで，この心身の解離状態を見直すために神経内科受診を勧めた．その結果，症状の発症後半年にして，身体的所見として「球麻痺」が診断されるに至ったのである．

このように身体所見が出るまでに時間のかかることがあり，身体所見がないから気のせいであるとか，心身症，神経症という状況が動かないものとは考えずに，身体医学的な検査を行う必要があると言うことの警鐘でもある．

6．心療内科を訪れる疾患

心療内科は内科的，身体医学的な視点から頭頸部領域に起こる諸症状を診察し，診断・治療を行う時，身体病理に関しては症状別の診療科へ併診なり，依頼を出す．そこで病理がなく，再診してくれば，心身医学的な治療を行う．一般内科では不定の愁訴に対しては，ほとんどが自律神経失調症という診断となる．口腔領域の歯科治療をきっかけに起こった口腔症状などは自律神経失調症と診断されると，症状は改善されないが，心身医学的な医療を行うことで愁訴は軽減されていく．

頭頸部領域の諸症状は，いわゆる自律神経失調症の症状として身体表現されることから，身体医学的に診断・治療を行う頭頸部領域の診療科で症状に見合っただけの病理はないと，心療内科へ紹介されてくることがある．心療内科でも診断は「自律神経失調症（心身症）」とこのカッコがついて治療が行われることがある．

いわゆる自律神経失調症とされる，肩こり，頭痛，めまい，顔のほてり，発汗，ふらつき感などは内科的には問題なくとも患者としては，これだけ多彩な症状が出現すれば，内科に駆け込むことが多い．しかし，心療内科では頭頸部の十分な病態説明は行わず，症状別に他診療科への依頼を行うのが一般的である．以下に症例を示す．

患者
41歳の女性（主婦，パート職）．

主訴
睡眠障害，全身倦怠感，食欲不振，頭痛，顔面痛，開口障害．

現病歴
家庭の問題，中でも夫婦間の問題が大きなストレスとなり，これが日常生活の中で大きな負担となり，このストレスによって発症したと考えられる．うつ状態に併発した頭頸部，頸肩部の痛みなどの諸症状がみられる．この患者はこれらの症状を持って心療内科を受診している．

そこでうつ状態の診断の下に薬物療法と心身医学療法が行われていた．心身症としての治療を行えば諸症状は改善されるはずであるが，頭頸部領域の身体症状は簡単には改善されない．心療内科医が行う薬物療法と心理療法では症状改善につながらない．

また顎が痛いあるいは口が開かないことから口腔外科で顎関節症として治療を行っても，これに対しては身体医学的な治療では症状改善どころか症状が増悪することさえある．うつ状態と開口障害や頭痛は心身交互作用を起こし，うつ気分になると噛みしめが起ったり，筋緊張が起こって頭痛や顎関節痛が起こり，開口できなくなる．この繰り返しが起こっていたために，顎関節外来を通じて当科への紹介となった．

治療と経過
このような患者は心療内科での治療では身体症状まで改善されないことが多く，心療科的な治療を行わないが，顎関節治療や咬合治療を行われると百害あって一利なしのことがある．開口障害は筋緊張によるもので，開口すると痛みが出ることを想定して反射的に力を入れて開けようとする．これが開口障害と痛みの原因となる．

そこで開口時，力を抜くこと，開ける前に滑走運

動をさせることなどで開口させると次第に開口量が増してくる．開口時の反射的な筋緊張が開口を妨げている．この病態を理解させることで症状は改善していった．この患者は心療内科の治療だけでは開口障害はなくならないが，心身医学的治療を行いつつ開口訓練を行い，筋緊張をいかに取りながら行うかで，最終的には開口度は3横指までになった．

7. 精神科受診を勧められる疾患

　一般に身体医学的に問題がなく，患者が執拗に症状を訴える時には，治療法に行き詰まりを生ずる．治療者はこの時に精神科への受診を勧めることになる．ワンクッションをおいて心療内科への受診を勧めることもある．症状を訴える時に，その症状は何でもないと言わずに，そのように症状を訴えることが病気であることを説明し，精神科への受診を勧める必要がある．これを受け止めない人は家族などに同伴してもらう．同席の場で理解してもらうべく説明する．しかし同伴した家族にもこれを理解しえない，同じ病態レベルの人がいることもある．

　ここで難しいのは精神科に送るべきか，心療内科に送るべきか，ということになるが，精神科に送るべき疾患は精神病理のある人が，これによって身体症状を発症している場合である．第3章で述べるが（第3章図3-1～3参照），ストレス病理から発生する筋緊張で起こったと考えられるような顎関節症様症状は精神科ではなく心療内科であり，心療科，心療歯科での治療対応となる．

　精神科で治療を必要とするような精神病理の持ち主でない限り，病態の理解と，治療への積極的な参加（自律訓練法や認知行動療法をベースに行う治療）で症状は改善される．精神科の関与の必要はないと考える．精神科治療を勧める心気症患者症例をもっても，心気症が治るのではなく，身体表現されている身体症状の軽減は病態説明による理解とこれに対する対処法により治療効果が現れるのである．

第3章

心療歯科での口腔領域の治療対象の捉え方
―治療に結びついた診断学―

I．口腔領域の心身症治療のための診断学の基本

1．歯科心身医学に確立されていない診断学

歯科・口腔領域の心身症や神経症の治療や，精神科，心療内科での治療も，その治療を行う前には診断が必要である．一般には，病気は身体病のように一疾患に一病理が対応して病理が求められ，診断がつき，個々の病理に対する治療が行われることで，病気を治療していくのである．

広義の心身症としての心身症や神経症，精神疾患の病理は，ストレス病理や精神病理が身体症状の発症背景としてある．すなわち，それには内因性か心因性かが診断される．

精神科的な診断では内因性でも，外因性（あるいは器質因，身体因性といわれるもの）であれば，発症する症状は精神的な症状や身体的な症状と多彩であっても，精神症状発症病理に対する治療が中心に行われる．

その診断ために現在用いられているのが，アメリカ精神医学会によるDSM-Ⅳ（表3-1）あったり，WHOのICD-10（表3-1）であったりする．この両者の分類は，精神および行動障害の研究用の診断基準として世界の精神科医によって作成が行われ，精神医学会における研究の場では有用であり，どの社会，文化でも世界共通に使用できることに貢献している．ただし，学会報告，統計処理などには使用するのには便利な分類であるが，治療に直結する病理で分類されているわけではないので，臨床に即応用するには不便である．

まして精神科医ではない歯科医師が，心療歯科領域でこれを用いて，精神科領域の疾患として診断し，歯科医師が治療を試みるには，精神科の基本をしっ

表3-1　神経症分類の比較と対応

従来診断	操作性診断（DSM-Ⅳ・ICD-10）
恐怖症	恐怖性障害
不安神経症	その他の不安障害 恐慌性障害 全般性不安障害
強迫神経症	強迫性障害
環境反応 急性ストレス反応	重度ストレス反応と適応障害
抑うつ神経症	遷延性抑うつ反応 気分変調症（感情障害）
ヒステリー	解離・転換性障害 身体表現性障害
心気症	身体表現性障害
神経衰弱	その他の神経症性障害 神経衰弱
離人神経症	その他の神経症性障害 離人症候群

表3-2　従来の歯科心身症の分類

①口腔領域の心身症 顔面チック，顎関節症，口腔乾燥症，開口障害，舌痛症，三叉神経症，舌咽神経症
②口腔処置に対する神経症的反応
③口腔領域の神経症
④口腔領域の神経症的習癖
⑤その他（境界線症例）

内田 1969, 1979 より引用．

かり学んで研修しなければならない．しかし，歯科領域において精神科治療を必要とする患者がいれば，精神科での診療をするべく，精神科へ依頼すれば良いのであり，精神病は精神科で治療されなければならない．

心療歯科では，精神科のではなく，口腔・顔面，頭頸部領域の身体症状とその発症背景を対象に心身医学的な診断治療を行うのである．

身体医学的な問題としての身体症状は歯科領域の問題であることから，歯科医師でなければこれを扱うことができない領域があり，この領域では歯科医師が重要な役割を果たさなければならない．

歯科医療から派生したり，関連を持つ身体症状は，精神科医や心療内科医には患者対応のできない部分のある領域なのである．歯科領域の身体症状は歯科医師が対応しなければならない．

精神科疾患として精神科の分類を導入し，診断治療を行うのにDSM-Ⅳの分類が使われたりするものの，歯科領域では神経症分類などにみられるように，身体症状を訴える状態に対して身体表現性障害として分類が行われると，精神病理から起こっている身体症状と，ストレス病理から起こっている身体症状がすべて含まれてしまう．歯科医師にとっては精神病理の身体表現性障害まで治療対象とすることはできない．したがって臨床に直結するストレス病理から起こる神経症として捉えたほうが精神科の領域に入り込む危険性が少ないと考える．

そのDSM-Ⅳの分類と従来の分類を対比させて表3-1に示す．心療科，心療歯科は精神疾患を治療しているのではない．身体症状を取るために，身体医学的なアプローチや，病態説明を理解する安定した精神状態へと導くために，精神的，心理的な治療を行い，症状改善を図るのである．ここが精神科との大きな違いである．

心療歯科の受診者もDSM-Ⅳの分類で分類できるようにはなっている．しかし分類できるからといって心療歯科の疾患が精神科疾患としてすべて治療の範疇に入るわけではない．歯科における診療は，精神科領域との関連はあるが，歯科における疾患であると考えて，治療に臨む必要がある．

ストレス病理などによる，いわゆる心因性といわれるものは，その病態は分かっても原因となるものを確定しにくいことがある．心身相関で身体症状が出る病態は，発症する身体症状がそれぞれ違っても，その症状を起こす病理を大きく捉えれば同じ心理・社会的な要因と性格素因などに関連する．したがって治療上の病名分類は症状名として行われることになる．

心身医学においては病理で分類するわけではなく，心身症として発症した症状名や病名で分類が行われる．その病名の後に，カッコで囲んで「心身症」を付けることになっている．例えば，「高血圧症（心身症）」のような記載となる．したがって正確には，いわゆる顎関節症も，心身症病態にあれば，「顎関節症（心身症）」と記載される．

これは第2章の表2-1に示された心身症として発症する病名で，ほとんどが症状名の表示である．これらの症状を発症する病態は同じだからである．症状が変わっても本質的な治療が変わるわけではない．

したがって，分類はそれぞれの目的に応じて作成されなければならないことがある．精神科領域の分類は精神科ではない心療歯科では有用に用いられないと思われる．

日本歯科心身医学会の分類（表3-2）があるが，分類は病名，症状名分類も，病態分類も，病理分類もすべてが混在しており，歯科における心身症，神経症の分類は難しいのが現状である．

発症分類や病態分類などは，治療学に通じるもの

であると考える．診断と治療が結びつくためには，病理分類とそこに病態水準の軽重による分類などが考えられ，治療学に結びつく診断には，いくつかの因子，要因からの成り立ちを分類，評価して，総合的な診断・治療の形式を採ることが適切かと思われる．

それには精神科の診断にみられるような多軸評定がこれに当たるであろう．歯科心身医学の難解さと，なじみのなさは，診断と治療が結びつきにくいところにあると考えられる．歯科心身医学を行っている人たちの中には，精神科疾患を治療しているとする治療姿勢や心療内科の一部になっているとかの意識があるが，本来は，心身医学を基盤とした歯科領域の独自の専門性を持っての心身医療であると考えなければならないであろう．

このことは，心療歯科では，第2章で述べたように，身体症状の症状発症背景の因子検討の中に，歯科治療による発症，治療後の発症などがあり，これに対しては歯科治療を理解している治療者が，病態説明を行うことが必要となり，発症病理や心身相関などについての説明は歯科心身医学独自の手順で行わなければ治療は奏功しないのが現状である．

口腔領域の心身症としての診断学の中にこのような分類がないことから，歯科医師でなくともできる治療と考えられているようだが，実際は歯科医師でなければできない大きな治療上の要因となっている．ここに心療歯科の存在意義はあるのである．

このことを考えても，心療歯科は，精神科や心療内科とは異なる独自性をある部分で持っているということなのである．この点を踏まえて心療歯科の診断・治療の基準を確立しなければならないと考える．

その大きな理由に歯科と医科はある一部では共有するものがあっても，医科とはまったく違った領域であることを理解しないと，口腔心身症独自の診断が考えられない．

これまでも必ず心身医学や心療内科の診断・治療や，病態などに準じて行うと，その診断・治療の試みの中には，大きな要因である歯科的な部分が抜けてしまっている．精神科領域の身体表現性障害とか疼痛性障害，心気神経症としての診断が，歯科心身医学の治療に役立つであろうか．診断はすぐついても治療がどのように行われるべきかというその手順が浮かび上がってこない．

精神科では治療に向けてこの診断の背景にある病理のすべてを視野に入れて診断を行えるから，この診断で治療を行っても問題なしと考えるが，心療歯科は精神科ではないことから，精神科疾患は治療対象外であり，精神科領域のものまですべてを包括できないので（例えば統合失調症の身体表現障害の治療），このような診断名を実際の心療歯科の治療にそのまま組み入れると，混乱が生じるのである．これが現状では心療歯科でも，統合失調症の歯科治療で患者治療を行った報告の中にみられることがある．

2 治療学に結びついた診断学の試み

日本心身医学会の歯科心身症としての分類は，心身症とされる病名や症状名を挙げているのであるが，このように列挙された病気を起こす病理は，ストレス病理，精神病理，すなわち精神科でいうところの内因や心因なのである．同じ病理から異なる部位に身体症状が発症する時，個々の症状対応ではなく，その病理についての治療を行わなければならないであろう．病理が同じであってもその病態水準の違いで，その病理の分類と病態水準の分類などが治療学に結びついた診断となるであろうと思われる．

歯科心身医学，心療歯科の診断・治療のすべてを心療内科，精神科と同じようにするには問題となる部分がある．そこで，ここに歯科心身医学としての独自の診断学と，これに対する歯科心身医学の治療姿勢，心療歯科における臨床的な治療のための診断と分類が必要となろう．

診断は一病理一診断のように身体医学にみられるような診断学とは異なり，むしろ精神科で行われている多軸評定による方法を採用したほうが治療には便利であると考え，そこで次の5軸の診断から治療を行っていく試みについて述べる．

表3-3　多軸評定（5軸診断）の基準

第1軸：歯科的治療の適応の有無と治療法の選択のための診断
第2軸：症状発症の時期と発症契機の有無についての診断
第3軸：精神的基礎疾患と心理・社会的因子，治療ストレスの存在診断
第4軸：身体症状発症の心身医学的，精神医学的背景診断
第5軸：歯科的治療と心身医学的治療の治療選択時期の診断

※治療目標	①症状があっても日常生活に支障がないようにする ②完全に症状を取る
※治療効果判定	①症状が完全に取れた ②症状は軽くなり，あっても生活に支障なし ③症状は同じだが，あっても生活に支障なし ④症状があって，日常生活に支障あり ⑤症状は治療前より強くなっている

※身体的基礎疾患も考慮する必要あり

II．多軸評定による治療のための身体症状発症の分類の試み

多軸評定による治療のための身体症状発症の分類の試みとして，5軸の診断を行う．この多軸評定が行われると，治療のアプローチを決めやすくなる．さらに総合的な診断から治療目標と治療効果の判定を行う（表3-3）．

ただし，このうちの5軸すべてを決定する必要がない場合もある．この5軸診断のいくつかを診断することで，どのような患者を治療しているかを読み取れる利点があり，治療方針を立てるのにも便利であると考える．症例の検討の場においても，軸診断を取り上げ，治療方針などにつき議論できるようになることが期待される．以下，5軸についてその内容の詳細を述べる．

1．第1軸：歯科的治療の適応の有無と治療法選択のための診断（表3-4, 5）

第1軸の歯科的治療の適応の有無と治療法の選択のための診断は，実際の日常歯科診療の中で歯科診療の適応があり，神経症，心身症が背景にあって，身体症状を出している場合と，治療適応がないのに身体症状が出ている場合がある．

治療適応があると診断された部分に治療を行っても，症状が改善されず，経過が思わしくない．治療終結に至らない場合は，症状を増悪させたり，症状に悩むことが前面に出て，歯科治療では対応が難しい場合がある．このような治療上で難渋する時は，この背後にある神経症や心身症を発症するストレス病理や精神病理を検索しなければならない．

したがって，まず第1に実際の歯科治療の適応があるかどうかを診断する必要がある．第1軸はこの治療適応を診るためのものである．治療適応と治療法の選択のための診断は次の3項に分けられる．

①歯科領域の治療に当たり，障害となるような心の問題（精神的な問題）が背後にある時，精神的問題を考慮しながら，身体所見のある時は歯科治療を行う（図3-1）．

②身体所見のない時．実際には歯科治療の必要がなく，心の問題で歯科領域の身体症状が出現している時，歯科治療はせずに心身医学的治療をする．背景に心身医学的問題と精神科的問題がある（図3-2）．

③歯科領域の見た目の悪さや，不都合で悩んでいる人を歯科的な部分で解決し，充実した社会生活を送れるようにする．身体所見のある時は，精神病理，ストレス病理の検討で治療適応を決める．また身体所見のない時は，精神病理の背景を検討するが，治療適応はないことなどを診断する．

この第1軸では患者が必要とする治療は何かを診断する．上記の項目から，治療法の選択は，歯科治療を行うか，歯科治療をせずに心身医学的治療を行うか，第3軸の診断で，精神病理がある場合は，精神科への治療を必要とするなどが診断される．

①の歯科治療に当たり障害となるような心の問題（精神的な問題）がある時は，心の問題を考慮しながら歯科治療を行う必要がある時がある．これが図3-1のような状態なのである．精神的なストレス要因があり，心身症（広義の）状態あったり，軽症のうつがあったりすれば，これが歯科治療に大きく影響を与えることがある．

表3-4　心療歯科での治療の現状

①「心の病気」や「ストレスで心のバランスの悪くなった状態」で身体に症状が現れ，あたかも身体が悪いようにみて取れることがあり，「気のせいです」とか「気のしすぎです」と言われる状態がある．→これが歯科・口腔領域にも症状として現れる．
②実際に歯科治療が必要であるが，歯科治療を十分に遂行できないか，歯科治療を治療終結に導けない時→歯科治療に障害となる精神病理や精神的な不安定（ストレスによる）が，その背後にあると考えられる．歯科治療と同時に心身医学的治療を行う．
③歯科・口腔領域に本人にとって日常生活で障害となる状態はあるが身体に病理はない→ストレス病理や精神病理からの発症で歯科治療は行わない．心身医学的治療を行うか，精神科への転科．

　実際の治療で，神経症，心身症で身体症状を出している時，この症状が実際に治療対象で，治療を行っているが，経過が思わしくない，治療終結に至らない時，この背後にある神経症や心身症を発症するストレス病理や精神病理があって，身体症状が出ることがあり，ここに心身医学的，精神科的な治療の導入が必要とされることがある．

　歯科治療が順調に進まない時は，同時に精神的基礎疾患と考えるストレス要因や身体的基礎疾患にも配慮して，心身医学的治療を行いながら，歯科治療を同時進行させると，治療を比較的スムーズに進めることができる．

　歯科臨床では実際に次のような経験をされる治療者がいると思われる．診療の中で，いろいろと日常の話を聞いていると，患者も信頼感が出て話をしてくる．あれこれと話しを聴いている場合，これは心理療法の受容であり，傾聴の態度である．ここで心理療法の基本を行っているわけである．

　心療歯科と称して治療を行う先生の中にも患者の話を聴いてあげることで，良くなるという歯科医師もいる．そのとおりなのである．精神的な基礎疾患部分に触れているからである．うつ気分であれば状況を傾聴，受容してあげるだけでも気分は楽になる．このようなことは日常臨床では，個人の技量で行われているのである．「患者さんの話を聞いてあげれば良くなるよ」と言う歯科医師の話はある意味では真実である．

　そのような治療姿勢は心身医学的な解釈としては，心身医学的治療の一部を行っているわけである．これが図3-1に示すように，身体症状をはずすには身体的な部分の治療だけではなく，疾患として影響を与えている身体的基礎疾患や精神的基礎疾患に

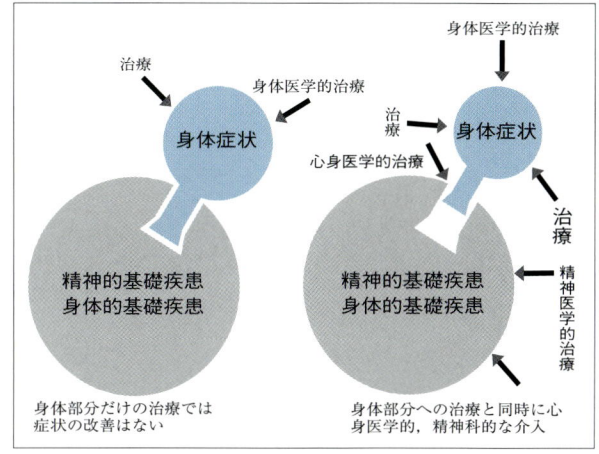

図3-1　治療が必要で身体症状のある状態の時には，身体的基礎疾患と精神的基礎疾患が作用して身体症状を出していることがある．

治療を行いながら身体的治療（歯科治療）を行うことなのである．

　このように身体的に治療を行う必要があって，治療を行っているのに治療効果が上がらなかったり，愁訴が多かったりする時はその背後に身体的基礎疾患，心身医学的な問題，精神科的基礎疾患を抱えていることがあるので十分配慮する必要がある．

　②においては，実際は歯科的には歯科治療の必要がなく，心の問題（ストレス病理や精神病理）で歯科領域の身体症状が出現している時に歯科治療はせずに，心の治療（ストレス病理や精神病理）を行う．症状発症背景には心身医学的な問題と精神医学的な問題がある．身体症状は身体病理からの発症ではないので，身体所見に乏しいのである．

　身体症状を訴えているが，実際に局所やその周辺には症状を発症する病理や所見がない時，この身体症状に対する治療は，いかにするか方針を立てる場合，その訴えがストレス病理か精神病理か，そのどちらの領域の病理から起こっているかを検討しなければならない．

第3章

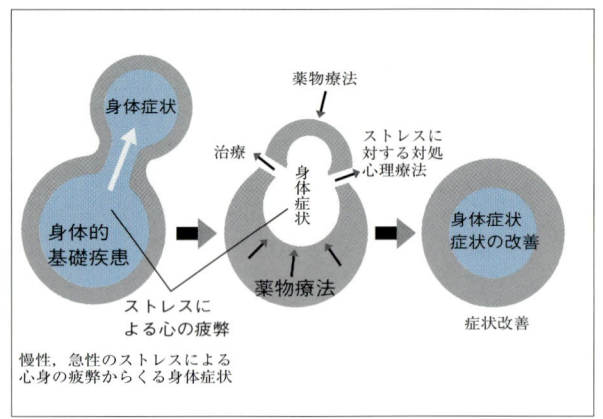

図3-2 急性，慢性のストレスが作用して身体症状が現れる場合．

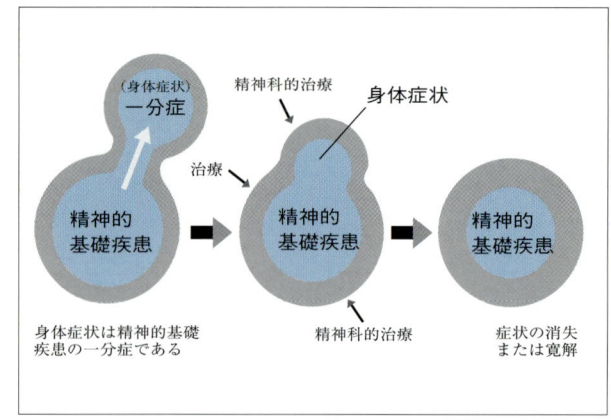

図3-3 精神病の一分症として身体症状が現れる場合．

　心身医学的な問題はストレス病理からの発症で，ストレス病理に対する対処を（図3-2），また精神病理からの発症は精神科的な治療を行わなければならない（図3-3）．この精神病理から発症している身体症状に関しては身体症状も精神病理も治療対象にはならない．治療は禁忌である．背景に精神病理であれば，治療は精神科で行われなければならないのである．

　ストレス病理からの発症は，治療を要するような所見が見当たらず，問診の経過の中で，ストレスによる心身の疲弊がうかがわれ，ストレス病理から起こっていると考えられる場合，その症状は心身症の病態で発症しているわけである．したがって，心療歯科では，患者の症状を診て，症状治療するのではなく，その症状を発症しているバックグラウンドの検討を行う．この状態では歯科的な処置はほとんど禁忌である．すなわち，即治療ではなく，様子を診ることが必要であることを了解してもらい，経過観察も治療の1つであることを治療者も患者も理解しておかなければならず，この間に心理・社会的要因の検討を行う．これが後述の治療的診断ともなることがある．

　この心身症状態の時，身体症状を前面に出して訴える心身症圏からのものか，精神症状をしつこく前面に出し，症状を訴える神経症圏からの発症かを鑑別しておく必要があり，治療の時間や今後の治療経過の予測が立てられる．

　治療では基本的にはストレス病理からの発症であるから，治療法としては一般心理療法で，病態説明とそれに伴う心身相関や心身相互作用についての理解を深め，病気に対する，あるいは症状に対する認知の修正を行うわけである．

　患者が現在置かれている状況や，これとの関連で症状の変化が見られるか，その消長などについての気付きなどに関してきめ細かく，ていねいに説明する作業を行わなければならない．

　治療者への信頼と，症状や疾患に対する認知が修正されると，症状は軽減されていく．この作業を行う中で，患者との対話は精神的に安定した状態で行われる必要がある．そこで図3-2のようにストレス対応や，病態を理解できるように不安や恐怖，うつ気分などを軽減していくために基本的には薬物療法を併用する．

　薬物は補助であることが多く，決して薬で病気が良くなっていくのではない．もし薬で治るのであれば，極端な話し，心理療法など必要なくなるのである．まさに精神科の精神病理に対しての薬物療法と同じと言うことになる．現実には薬物療法だけでは治療効果がないのが，心身症，神経症なのである．

　一方，精神病理からの身体症状の発症で，身体症状を訴えるのは図3-3のように精神病理からで，精神病の一分症であることがある．これは身体症状に対する所見は見当たらず，これは症状に対しての対症療法を試みても，心療歯科で行えるような精神

表3-5 心療歯科としての治療の対象

①歯科領域の治療にあたり障害となるような心の問題(精神的な問題)がある時,心の問題を考慮しながら歯科治療を行う.　・・・歯科医療全般
②実際は歯科的には歯科治療の必要がなく,心の問題で歯科領域の身体症状が出現している時,歯科治療は行わず,心の治療をする.背景に心身医学的問題と精神科的問題がある.・・・歯科医療全般
③歯科領域の見た目の悪さや不都合で悩んでいる人を歯科的な部分で解決し,充実した社会生活を送れるようにする.　・・・矯正歯科,補綴,口腔外科

病理ではなく,まったく治療効果は上がらない.このような患者を心療歯科で診ること自体,診療科が違うと言わざるを得ない.この領域の患者を診ることは大変エネルギーのいることで,時間をかけ説明が行われても,病態説明などまったく効果はない.同じことが繰り返され,治療者が疲弊してしまう.これを治療と考えてはいけない,いかに早くこの面接からはずれるかが治療のテクニックである.

精神病理からの身体症状は,本来の精神科治療が寛解あるいは治癒に向かっていけば,一分症である身体症状も軽快していくのである.精神科領域の一分症は,精神科の治療領域であることを理解しておかなければならない.

③の場合は,歯科領域の見た目の悪さや,不都合に悩んでいる人を歯科的な部分で解決し,充実した社会生活を送れるようにするために,矯正歯科,歯科・口腔外科,補綴科などの治療により形態的な顔貌の改善などが行われる.症状発症,いわゆる顔貌などの形態に対する不満や改善要求は,どのようなバックグラウンドから発症しているかを十分に検討する必要がある.背景に精神科的な問題が存在すれば,治療後にトラブルを発生しかねないことや,治療者にとっても大きな負担となる.したがって,訴えている症状がどの領域内からの訴えであるかにより,治療適応が決まる.

実際の臨床では,例えば,訴えや治療要求が,理解できる異常か,とても無理な治療要求かなどを見極め,明らかに精神的におかしければ,精神病理からの発症であり,歯科的に治療はできないことを伝えなければならない.

精神病理からの発症の人は,説明を行えば行うだけ状況は悪くなり,答える治療者の負担はそれだけ大きくなる.このような患者は,一度心療歯科に治療適応についてコンサルテーションされることを勧める.精神病理がみえれば,精神科への受診を勧めている.

心療歯科ではこの症状発症のバックグラウンドを診て(表3-4,5),治療適応につき,心身医学的な治療でサポートしながら,実際の治療を進めるべきか,各歯科診療科との相談で治療適応などを診断するのである(この治療時期と適応に関しては後述する).この一群の患者の中には精神病理ではなく,こうありたいと希望の実現のために悩んでいる正常圏の人もおり,治療をすることで心身医学的治療の一助となることがある.

その背景にはストレスとなっている形態などに関する,コンプレックスが存在し,心理的な問題を解決するために,身体的治療が行われれば,身体症状と同時に精神症状の改善をみることがある.

心身交互作用の形で,歯列や顔面形態の現状に悩み,気になるこの悩みが,さらに形態に執着する.執着は神経症的になったり,うつ状態に陥ったりする.このような状態の時には身体的治療でコンプレックスの解消が図られることがある.

前歯部の叢生に悩んでいたり,突顎が悩みの種となっている時,矯正,補綴,口腔外科などの対応で,このコンプレックスからの解放は,QOLを高めるに十分な治療効果を発揮する.したがって,精神的な問題がなければ,治療対象となることもある.その治療適応を鑑別するのも心療歯科であり,病態水準の悪い人に対しては,さらに精神科的治療を考慮しなければならない.

表3-6 発症の時期と契機の診断の基準

① 初診時に身体症状を訴えて受診する 　→神経症，心身症で受診：異常所見はないが，身体症状を訴える
② 治療時に身体症状を発症 　→治療経過の中で心身症，神経症を発症：心理・社会的なストレス状態におかれている背景がある時，身体症状を発症するベースがある． 　治療中に受ける「治療ストレス」も要因となる．
③ 治療後に身体症状を発症 　→治療後に神経症，心身症を発症：医原病と考えられる症例が多く，医療不信，治療ストレス，不完全なインフォームド・コンセントなどから起こる

※ 外科系領域(歯科)の神経症，心身症は発症時期を考えて心身医学的治療を行う．

2．第2軸：症状発症の時期と発症契機の有無についての診断

a．発症の契機と時期の診断

　第2軸の症状発症の時期と発症契機の有無についての診断では，症状発症の契機と時期の診断を大きく次のように3期に分ける(第2章ですでに概説しているが，再度，本章でも述べることとする．表3-6)．
①治療を始める前に心身症，神経症の状態で受診．
②治療経過の中で心身症，神経症を発症する場合．
③治療後に心身症や神経症を発症した場合．
①，②，③の発症時期の診断を行う．

　この3分類により，心身症，神経症で受診した人，歯科医療の治療経過の中で，あるいは歯科治療後に神経症，心身症を発症した人に分けられる．治療での治療ストレスについては病態説明(口腔・顔面領域に起こった身体症状の発症状況，因果関係などの説明)が治療の中で重要となる．これが歯科医師でなければできない治療である．

　①の「治療を始める前に心身症，神経症で受診した場合」は，受診時に心身症，神経症で身体症状を訴えて受診する人で，心身症，神経症として身体表現をされているところが，口腔領域であったり顔面領域であったりする場合(器官選択が頭頸部領域に起こっている時である)．例えば，心身症の状態で上顎の部位特定不能の歯痛を訴えていることがある．患者の訴えによれば，右の上顎の大臼歯から小臼歯のあたりに痛みがある．

　前章で呼べたように，このような患者が受診したら，痛いとの訴えに対して，診断・治療を歯科的に行っても所見がないことがある．よく行われているのはたまたま，その部位の近辺に多少歯槽膿漏気味でポケットがあり，これが刺激で痛みがあるのかもしれないと診断し，掻爬や貼薬が行われることがある．また，たまたま小さなう蝕でも発見されれば，この治療を行うであろう．

　しかし実際はこのように特定不能の歯痛がある時は簡単に処置を行ってはならないのである．除外診断として，歯科的に考えて，治療適応の可能性があれば，慎重に行い，症状に見合っただけの所見がない時はそれ以上に治療を進めることは避け，経過観察を行うことである．

　こうした症状の発症は心身医学的に診断するなら，ストレスによる筋緊張の結果，頸肩部の筋緊張が強くみられ，筋緊張型の頭痛を伴ったり，頸肩部のこりと痛み，耳前部や咬筋部の重苦しさなどを訴えることがある．

　患者は歯が痛いから肩がこり，頭痛が起こると訴える．心身医学的に診れば，ストレスによる筋緊張が頸肩部に起こったり，クレンチングが誘発されたりしていれば，これが関連痛として上顎の部位の特定できない痛みや，下顎智歯の抜歯後やその周辺に痛みを認めることが観察されている．この状態は心身医学的には心理・社会的なストレスが心身相関のかたちで，筋緊張を起こすストレスと，筋緊張，筋筋膜痛を起こし関連痛が顎顔面，口腔領域にも及んでいると解釈する．

　ストレスにより頸肩部の筋緊張が関連痛を起こせば(第1章表1-12，13参照)，筋緊張の処置だけでは簡単に症状は改善しない．そのストレスが家庭の問

題で，緊張や不安，うつ気分にあった時に頸肩部の緊張を起こしていることがある時には，この治療は歯科治療では解決はつかないのである．このように歯科治療以前に心理・社会的なバックグラウンドがあれば，歯科的な病理で起こっている症状であるかどうかを慎重に診断しなければならない．

　②の「治療経過の中で心身症，神経症を発症する場合」がなぜ起こりやすいか．これも前章で触れたが，歯科の治療構造に問題があると思われる．十分なインフォームド・コンセントが行われていないことが，治療中の患者要求と歯科医療を行う治療方針の遂行との多少のズレが生じてきた時に問題が起こりやすい．歯科医療にはこの「治療ストレス」が心身症や神経症を発症している．症状発症を遡れば，これが明確になることが多い．この問題に触れた時，患者のこれまでに持っていた，問題点や疑問点が出てくる．これに対する歯科的な診断とその治療法について，説明することで，患者は治療に対する疑問点などが解けていく．その結果，治療を受容したり，病態を理解するに至る．

　本来であれば治療者（歯科医師）本人が，この問題に直面し，向き合わなければならないのだが，治療は比較的一方的となりがちである．例えば，義歯の印象やスタディーモデルを採る時に，口腔内に入れられたトレーによる痛みなどは起こっていてもあまり訴えることはできないし，一瞬であることから我慢することが多い，このようなちょっとしたことが重なると「治療ストレス」は増大していく．歯科の治療構造（第2章参照）からこの部分が患者にとっては治療ストレスとなって，心身症や神経症の発症を招いている．

　心療歯科に携わる者は，ここをネゴシエートする，「ネゴシエーター」としての役割を果たすことになる．これは歯科医師でなければできないのである．ここに精神科医や心療内科医が入っても患者の病態を理解させることはできない．治療効果は上がらず，むしろ治療を継続することは難しく，ただ漫然とした，精神科的な薬物療法などが行われている．

　③の「治療後に心身症や神経症を発症した場合」は，治療中は問題がなかったのに，治療が終了してから，神経症や心身症の症状を呈することである．これはストレス病理となる要因がすでにバックグラウンドにあった時に起こっている．治療後，1ヵ月あるいは3ヵ月，6ヵ月と経って症状発症が起こる．

　このような術後の発症で重要なことは，治療後の評価の段階で，マイナス思考で治療評価を行うような，うつ状態などがあったり，神経症素因があったりすれば，治療領域に身体症状が発症することがある．こうした術後の治療評価が精神的に不安定な状態で行われたりすると，少しのことに不都合な反応をしたり，疼痛閾値が下がったりする．

　治療評価も心理・社会的な要因の関与と，術前のインフォームド・コンセントが十分に行われ，機能しているか．発症原因は機能するほどのインフォームド・コンセントが行われたかどうかにかかわってくることが多い．患者の期待度の項目としては，多岐にわたっているが，治療後の形態，機能の改善度合いや，これまでにかかった経済的負担に見合っただけの治療結果が得られたかなどが，おおよその評価対象になっている．

　患者側の受けたインフォームド・コンセントと治療後の評価において，「患者と治療者の評価の差異」の発症が，心身症，神経症の発症要因となっている．多くの場合，これら治療後の評価で問題が発症している時は，現状をいかに良くするかに治療の目的を持つようにして，これまでの治療の問題は，歯科医療で行われる方法の1つであったことや，元に戻ることができないことを理解してもらい，今後のための治療協力を行う姿勢と，支援する姿勢を示すことである．

　この時期には，患者の精神状態，インフォームド・コンセントの機能，この時期の心身の状態を総合的に診てから，身体症状の訴えに対する対応をしなければならない．患者の医者操作に遭うと，訴えている身体症状に治療者がすぐ応え，他医での治療の問題を指摘したり，誹謗したりすることがあるが，これは避けなければならない．歯科的には問題がないと考えても，患者が訴える症状に対して歯科的処

置で対応してしまうことがあるが，これが治療をさらに困難にしている．心身医学的な症状発症の所在を検索しなければならない．

b．発症時期の違いによる治療対応とその例
①身体所見のない口腔症状を持って受診する症例
患者
　49歳の女性（専業主婦）．
主訴
　舌が痛い．
既往歴
　特記すべきことなし．
現病歴
　歯科治療としては，平成X年に右下の第二大臼歯を抜歯した経験があり，また左上下の456のブリッジに治療を行っている．その後3年間は特に歯科への通院はなかった．平成X年10月頃，右舌側縁に口内炎が出現．これは食事中に噛んでできたキズと思われる．このキズは2週間ほどで改善された．その後，友人の主人が，舌ガンで手術，その後亡くなったとの話を聴いたころから，以前に噛んだところに痛みが出現するようになって，気になり始めた．これは左下のブリッジ｜456が当たると訴えている．その後は痛い時には，口中が痛くなったり，舌の痛みも舌尖部にも起こってきた．
　しばらく，そのまま放置していたが，心配で1年後に耳鼻科を受診，問題なしとされ，その後1ヵ月の間には耳鼻科，歯科・口腔外科と4カ所ほどを受診，さらに神経内科を受診した．舌は問題なしとされ，精神的なものとして心療内科への受診を勧められた．6ヵ月ほど通院加療を行った．ストレスによる痛みであるとされ，薬物療法を行っていたが効果がないため，その後麻酔科，ペインクリニックを受診して，星状神経ブロックを60回行ったが改善されなかった．
　また痛みのために死にたいという言葉が出たことから，精神科受診を勧められた．平成X＋3年の春より精神科通院加療を行っていた．診断はうつ状態と疼痛性障害であった．舌痛症を診る当科のあることを知って，精神科の医師より紹介されて当科受診となる．
　受診時の投薬されていた薬剤は，ディフェクトン，メレリル，フルメジン，アーテン，アキネトン，ヒルナミン，ホリゾンなど多量の向精神薬が投与されていた（薬剤は商品名にて表記する）．
現症
　体格，栄養中等度，薬のせいか多少動きが悪い．顔貌は表情なし，顔色不良，口腔内所見は舌粘膜には問題なし．接触するというブリッジもこれまで問題はなかったところで，舌に接触して舌炎を起こすような所見はない．しかし舌を圧接していると思われる歯痕が観察された．これは本人も自覚しており納得していた．
生活歴
　舌尖部や舌縁部に痛みを訴える患者はよく働き，何でもこなし，自分がやらなければと，日常生活のすべてを背負うタイプが多いようで，この患者も，心理・社会的背景として，専業主婦で家にいることが多く，大家族であり主人の両親が健在，折り合いをつけるのに苦労している．
　主人にも遠慮していつも我慢の日々が続いている．子供にも問題があり，患者の責任にされる．性格は明るいほうであると言う．
治療と経過
　これまでの経過を本人に聴くと同時に，紹介先に問い合わせをする．本人よりの話とご主人の話ではメジャーの向精神薬を使うような症状はなかったとのことであった．紹介医での治療は，うつとセネストパチー，疼痛性障害としての治療で，症状に応じて薬が増量されてきた経緯がある．精神科医と相談，了解のうえで薬を減量していき，病態説明にご主人も同席してもらい，時間をかけて病態理解と同時に患者の状況を理解してもらうために面接を5回ほど行った．心理療法を継続し精神科で投与されていたメジャーの抗精神病薬から解放されると，元気になり，痛みがほとんどなくなったと言って来院するようになった．
　その後は死ぬほどの痛みはなく，時々痛みは出る

が，日常生活ができないほどの痛さはなくなる．何でもできる状態になり，今では時々痛みが出る程度で病態を理解していることから対応ができ，日常生活には支障がなくなった．

　この症例に5軸診断を行ってみると，第1軸では歯科治療の必要はない．第2軸では歯科治療とは関係なく発症して受診．第3軸では精神病理はないが，ストレス病理が日常生活の中にあり，これを受ける性格素因がある．第4軸では心身症圏，神経症圏からの発症をうかがわせる．第5軸では歯科治療は行うところはないことから，心身医学的な治療のみとなる．これらのことから，歯科治療によって起こったものでないことにより治療焦点は日常の心理・社会的な心理療法，病態説明による，病気認識の修正などいわゆる心身医学療法が行われる．歯科医療での対応は効果なしということになる．第3軸の診断から治療目標は，症状はあっても日常生活に支障のない状態にすることにおく．治療効果判定では①〜②とする（表3-3）．

②心身医学的な背景を治療視野に入れて，歯科医療を行う症例（歯科治療中に発症した症例）
患者
　52歳の女性（縫製業務）．
主訴
　噛み合わせが悪い，肩がこる．
既往歴
　特記すべきことなし．
現病歴
　平成X年歯科治療後，噛み合わせがしっくりいかなかったがそのままにしていた．平成X+1年6ヵ月後に前回治療の歯科医院で歯科治療を行った際に治療中，急に噛めなくなった．その後も咬合状態が安定せず痛みを伴っていた．この頃より左上肢，肩部にしびれが起こることがあった．同年9月整形外科を受診．牽引とSSP，ホットパックなどを行うも症状改善されず，腰部へとしびれや痛みが拡がった．翌月しびれが改善されないため神経内科を受診．MRIそのほかの神経学的検査で問題なしとされる．

この頃より左半身が痛くなり，しびれを伴って，頭痛も出現し体調が優れなかった．脳外科を受診．問題なしと言われる．右側臥位でしびれが出るため，つねに左側臥位を取っていた．さらに婦人科更年期外来を受診するも改善されなかった．その後も症状が改善されないまま整形外科治療を継続していたが，食事をするのが遅く，噛みにくいので前回の歯科医院から顎関節症として当科へ紹介される．
現症
　体格中等度，顔色良好，左肩が少し上がり，開口度3横指半，開口時下顎変位なし，開口あり全身的な検査は他診療科で行っていることから，当科ではパノラマ写真と咬合模型を採取する．顎関節はパノラマ写真での所見は問題なし．上下顎の模型から，本来は臼歯部の咬合は行っており，デンタル，スケルタルともに形態的な問題はないものと思われた．
　模型上からは上下顎の咬合できる位置への誘導が必要と考えられ，下顎に付く筋群のバランスの改善にあると考えられた．また翼突筋の緊張と疼痛が考えられた．
心理・社会的背景
　仕事上での緊張と，家庭内での子供の問題などが日常的に慢性的なストレスとなっていた．これにより咬合関係が悪く咀嚼筋群のバランスが取れないところに筋緊張を助長していたと考えられた．
治療と経過
　咬合模型から顎関節症ではなく外側翼突筋の筋緊張による下顎の下方回転が起こっていると考えられ，咀嚼筋群の緊張の改善のためにと，下顎安静位を取らせるためにと，厚さ0.5mmのバイトプレートを装着，病態説明を行い，心理療法，投薬は抗不安薬【セディール(10)3T，ミオナール(50)3T，ロキソニン(60)3T，デパス(0.5)1T】を投与した（薬剤は商品名）．1ヵ月でしびれは改善，睡眠障害も改善されてきた．2〜3ヵ月で半身の痛みとしびれは消失した．5〜6ヵ月よりほとんど咬合状態は良くなり開口状態はなくなった．全身状態も良好となった．
　この症例を5軸診断でみると，第1軸では実際の歯科治療のうちでも，補綴，保存，矯正，口腔外科

治療とは異なる，器質的な治療ではなく，開口に対する何らかの機能的なアプローチが必要である．したがって歯科治療を行いながら，症状を出すと考えられる要因を検討する．

第2軸では歯科医療を契機に発症している．それも治療中からの発症である．これは歯科医療の中で起こったことであるので，歯科医療で心身医学的な対応ができる重要な役割がある．本来は噛み合わせが悪いのではなく，噛みしめることが咀嚼筋群や頸肩部の筋の緊張を併発している状況である．したがって咬合調整は禁忌である．

第3軸では精神病理はなく，ストレス病理の存在は日常生活の背景から，十分うかがえた．仕事上での緊張と家庭内での子供の問題などが日常的にデイリーハッスルスとなっていた．これが，咬合関係が悪く咀嚼筋群のバランスが取れていないところに筋緊張を助長していたと考えられた．

第4軸では日常生活での状況，受診時の精神状態，病態説明の理解などに問題はなく，症状発症はストレス病理を抱え，身体症状を前面に出している心身症圏の人である．

第5軸では以上の評価から，歯科治療が問題なのではなく，筋緊張を毎日起こすような日常生活への気付きと，ストレスに対する対処とその修得によるリラクゼーションが必要である．

こうして，歯科医療の中で起こった問題に対しては歯科医師が行った必要性と問題点などに理解をしてもらい，また今後の治療として現在の状況を改善することがあることも納得してもらう．さらに過去の治療を振り返らないことが重要であると伝える．このように治療が患者50％で治療者が50％を支えることで成り立っていくことを，理解してもらうことが重要である．

③治療後に現れる神経症，心身症の症例
患者
　23歳の女性（OL）．
主訴
　噛み合わせが悪い．前歯と顔の形が気になる．

既往歴
　特記すべきことなし．
現病歴
　顔を変える手術の話しを聞いてから，自分は歯が出ていると思うようになった．友人に矯正装置を付けている人がいて歯並び治療の話を聞いてから，自分も歯の噛み合わせを直してみようかと思い．大学病院の矯正歯科を受診したところ，ここでは予約は大分先になるといわれ少しでも早くできるところとのことで某矯正歯科医院に紹介された．この矯正歯科医院で相談のうえ，矯正治療を行うことにした．歯列矯正の治療は問題ないと考えられる結果であるが，治療期間が2年に及び，矯正装置の装着，歯の着色など本人は矯正結果には満足していなかった．

　この頃より自分の顔貌が気になり，矯正のやり直しができないかと，いくつかの矯正歯科を尋ね歩いていた．同時に口腔外科か形成外科の受診を勧められていた．他医に行くにあたり，治療結果が自分にとって満足のいくものではないかを説明するために，これまでの資料のコピーや顎模型などを持っていた．矯正歯科より当科への受診となる．

治療経過
　矯正治療の後に治療ストレスが溜まり，治療終了の宣告と同時に，治療者と患者の間に治療後の評価にギャップがあった．治療中の問題（インフォームド・コンセントなど）や，治療後の評価が，自分では成功したとは思えない状態が続き，いくつかの矯正歯科を巡り，評価を得ようとしたが，自分が納得できる評価はなかった．この自己評価が対人関係や，容貌を気にするきっかけとなり，神経症様症状として発症した．

　現在の神経症状態から発症している身体症状の改善には，患者との話の中で，これまでの矯正治療の流れで問題はないが，経過の中で患者が理解，納得のうえで行ったことばかりでなく，いくつか不満を持ちながら治療が行われた経緯もあり（治療ストレスと考えられる）．このあたりの問題について再検討を行い，今の状態をどのようにすれば良いかを検討する．治療は後戻りができないことを了解してもら

う．もしも，患者がまったく元通りにしてもらいたいと言う要求を取り下げない時には，精神病理のあることを念頭に置かなければならない．

治療の中で読み取ることとしては「歯列矯正をやることで顔貌も変わると考える人がいること」「噛み合わせがおかしいので治してもらいたい」などの裏メッセージがある．「このために顔が悪いの」ということもある．したがって「歯並びが治れば顔も治る」との期待が大きい．多少変わるでしょうという安請け合いで治療に望むと，自分のイメージした治療結果と術者のわかっていた結果に大きなギャップがあることから，これまでの悩みはさらに大きくなり，結果として，ベースにあった神経症部分が表出する．

この症例の5軸診断では，第1軸は治療を必要とする部分がある．しかし緊急性はない．第2軸は歯科治療後に起こったことで，歯科医療の範囲内で治療を理解してもらうための病態説明が必要である．第3軸ではこの症状を発症する精神病理には神経症的な素因がある．治療中に不満はあったが一応治療終了．その後の発症は，治療結果について治療者と患者と評価の違い，インフォームド・コンセントの機能がなされなかったなどの治療上の「治療ストレス」がある．

第4軸では素因的に神経症圏の人で，「治療ストレス」が加わり，身体症状よりも治療後の結果や状態について「なぜ」と分析的に細かいことについての質問があり，治療の本質とは関係のないような精神的な訴え，苦痛を前面に出していることから，神経症圏からの発症と考えられる．第5軸では心身医学的な治療を行いながら，安定が得られれば治療の必要部分はすることが可能である．

④**精神病理を持った人が，治療中や治療後に発症する症例**

基礎疾患に精神病理を持った人の身体症状の発症は，どの時期にでも起こる可能性がある．例えば強迫神経症の人などでは，治療をきっかけに，精神病理の一部を身体症状として訴える．強迫神経症の人は，「噛み合わせがうまくいかない」「噛み合わせがおかしい」と言っていつも噛み合わせにこだわり，確認を行い，その確認や，保証を得ることに関して異常な執拗さを見せる．

強迫神経症傾向の人はこのような訴えに近いものはいつも持っているが，病態説明の納得，理解の程度と日常生活における身体症状の表現は精神病理の水準により異なる．前述したが，精神科治療を必要とする人との間には大きな差があり，病態説明も5〜10回と治療者を辟易とさせ，怒りさえ覚えるほどの執拗さがあるのは精神科治療の適応がある人である．これが臨床的に鑑別できる強迫神経症の精神反応の1つである．なお症例については第2章Ⅶ項を参照にされたい．この症例のように，歯科では「治療の経過の中で，心身症が起こったり，術後に起こったりすることがほとんどである」と言うことは医原病としての発症が多い．治療に対する姿勢を切り替えることで，医原病を誘発しないように心がけなければならない．

この医原病としての発症を考えた時，なぜ起こったかを推察し，どのような診断で治療が遂行されたかを知る必要がある．神経症圏，心身症圏の人，さらに精神病圏の人の身体表現であることで精神科領域を背景に身体症状が発症してくれば，これを鑑別しなければならない．

神経症圏や心身症圏の人に対しての治療対応は，歯科医師でなければその治療の経過などについて説明できない．いわゆる病態説明ができない．これが決定的なところで，精神科医や心療内科医から心身相関の話をすればするほど，患者にとってはそんなはずはない．これは歯科の問題に間違いないことを主張する．

歯科領域の心身症といわれる愁訴はこのような医原性のものが比較的多いと言われてもいる．神経症圏や心身症圏の人はいざ知らず，精神科領域の人で人格障害の人などに遭遇した時には，治療そのものではなく，訴えに対する周辺の問題の対応に難渋する．境界性人格障害，自己愛性人格障害，反社会性人格障害などは医療の中で問題を起こしやすいとさ

れている．

精神病理からの身体症状の発症のうち，統合失調症の人の歯科領域に来た時の訴えと，人格障害からの発症例を挙げてみる．これらの症例は歯科の治療対象ではなく，精神科対応が必要な患者である．

患者

23歳の女性（OL）．

主訴

矯正歯科での治療後，顔つきが変わった．

現病歴

平成X年3月より，仕事をしていて，顔のことが気になり特に上顎が出ていることが気になって仕方がない．上顎の歯並びを変えれば顔の形態が変わると考え，矯正歯科を受診する．ここで，3年間の矯正治療を行い，治療は比較的問題なく遂行されたようである．現在は保定に入っているが，治療が保定の期間に入った頃より，下顎の前歯部が内側に倒れ込んできた．上顎の歯列が拡がってきて前歯部での噛み合わせの状態が悪くなった．このため，なるべく奥で歯を合わせようと努力して噛むようにしていたら，噛み合わせがおかしくなっていったなどの訴えが出るようになった．

さらに，この状態が続いたために，「顔つきが変わり，自分の思っていたような治療結果になっていない」と言って，治療を行った矯正歯科から他の矯正歯科医院を受診，ここでは治療は難しいと言われたために，また次の矯正歯科を受診する．ここでは最初の矯正歯科で相談しなさいと言われたが，その歯科には戻りたくないとのことで，歯科大学病院の矯正歯科を受診希望し，受診となったが，ここより当科の受診を勧められた．

生活背景と現症

仕事はどうにか行っており，職場での人間関係においては最近周囲で仕事をしている人が，自分のことについて喋ったり，話題になっていることが聞こえてくる．特に矯正をやったことで顔が変わったのではないかなどの話が多いようである．本人は上顎歯列の広がりが起こり，口を閉めることが難しくなり，口が大きくなってしまったことがその原因であると考えていた．

「会社でもみんなが，影でこそこそとこの口が開いているとか，口が大きくなったとか言っている」と言う．このような状態が辛くて会社を辞めた．また，会社を辞めてから，最近自分の周りをストーカーがうろつき始めたように思う．また，会社の同僚が時々観察に来るようだと訴えた．

自分の家の周りを会社の同僚や，ストーカーがうろついている．自分にストーカーが付いたのは会社の同僚が，会社でのあることないことを言いふらしたために，ストーカーがしつこい監視を始めたのだと言う．受診時には矯正歯科での診断と前医からの，これまでの資料（初診時から）より，現在の状態の治療評価としては成功しているとの評価を受けた．矯正歯科的には特に問題ないとの回答を得ている．

受診後の当科での経過

本人だけでは精神科への受診を勧めるのは難しいと考え，家族に話を聞くことにした．家族も困っているようであり，歯科的な治療でどうにかならないかとの要望があったが，これは歯科的な問題ではなく，精神科的な問題で，精神科的な治療が効を奏してくれば，歯のことや顔のことに対する訴えや，妄想なども消えますと話をした．

疲れが出て脳の疲労が起こると，このようにいろいろな症状が出ることを患者には説明し，「脳の疲労を治療することが先で，この問題で毎日たいへん疲れるでしょう」と言うと，「眠りも浅いし，いろいろなことが頭に浮かんで，頭が疲れた」と言う．この話から，精神科受診を受け入れた．

このように日常的なところで，常識的な判断や言動からかけ離れたことが感じ取られた時には，精神科への受診を勧める．心療科では特に治療はせず，精神病理からの身体症状発症として精神科疾患の除外診断を行い，これをもとに精神科への転科を勧めた症例であった．

なお次に挙げる症例は人格障害と考えられる症例である．

⑤人格障害の症例
患者
　49歳の女性（主婦）．
主訴
　噛み合せが高く，左側のブリッジ部が痛い，歯が大きいので治療してほしい．
初診時の口腔内所見
　上下顎臼歯部5〜7部のブリッジでテックが装着されていた．咬合関係はチェックしてみても問題になるとは思えない程度で，テックであることから少し歯冠形態が大きくなっていることが観察された．
現病歴
　某県の歯科医院，また都内の5〜6ヵ所の歯科医院で治療を受けたとのこと．これは初回のブリッジ形成を行い，テックを装着したところから始まり，テックの具合が悪いことから歯科医院を巡っていた．「ブリッジの部分が高く大きく，痛くて噛めない」と言い，患者の言うとおりに歯科医師が対応していたようだが，要望どおりに対応してくれないとのことであった．しかし，最後に受診した歯科医院では信頼関係が得られたとのことで治療を行っていた．

　だが，1時間近く説明することが多く，これが結果として，患者を診る関係を長引かせたことになった．この歯科医院によると，患者は一時的には楽になったとのことであったが，その後も，前と同じ症状を訴えて来院し，処置はほんの少し咬合や歯の大きさに関与しない程度のところで止めていた．なお訴える話は相変わらず長かったとのこと．治療者を信頼する態度がみられ，その表現として，治療室では泣きわめくし，「私を理解して，治療ができるのは先生しかいないので何とか助けて下さい．真面目に通いますから」と言われたとのこと．

　旅行先で，テックがゆるんだので治療を受けたこともあり，「ほかの医院で処置されたら，またよけいに高くなり，痛くなった．やはり私に治療ができるのは先生だけです．先生助けて下さい」こうして，突然予約なしで来院し「診てください」と言うことが多くなった．この患者が来院した時は，その日の治療予定が大幅に狂ってしまうとのことであった．

　このように信頼を寄せているようで，行動は自己中心的，治療関係が少しでもまずくなると攻撃的になり，自分のことを聴いてくれる，理解してくれると思われる治療者を求め，治療関係がうまく行っている時は良いのだが，ひとたび治療関係が悪化すると，病院内で叫んだり，泣いたり，わめくという行為がみられる．このような傾向があるのは境界領域の人格障害にみられるようである．

3．第3軸：精神的基礎疾患と心理・社会的因子，治療ストレスの存在診断

①精神病圏の精神的基礎疾患を調べる．特に精神的基礎疾患を検討する．精神的な基礎疾患には，精神病理からくる統合失調症，うつ病，強迫神経症，不安神経症，人格障害（境界性人格障害，反社会性人格障害，自己愛性人格障害など）．

②心身医学的治療を必要とする心理・社会的な要因があるか，ライフイベントや，デイリーハッスルの検索を行う．ストレス病理からくる心身症，神経症，うつ状態の存在を知る．心理・社会的な要因の関与の可能性などを知る．ライフイベントには，配偶者の死，別れ，けがや病気，失職，結婚，多大な借金などがある．また歯科治療における「治療ストレス」があったかどうかの検索は重要である．

　歯科医療の中で，治療適応を決める時，一般には身体医学的な基礎疾患は聴取されるが，精神的な基礎疾患は患者の申告以外には聴かれることは少ない．実際歯科医療においてこの基礎疾患としての精神科的な問題が，見えてこないばかりに，治療トラブルが発症する可能性がある．したがって精神的な背景として，心理・社会的なストレス病理を持っていたり，精神病理を基礎疾患として持っていることが，明らかにされれば治療適応も明確になると思われる．治療の禁忌症例も身体的基礎疾患だけではなく，この精神的基礎疾患にもあるのである．

　心身医学的な疾患の治療対象は，心理・社会的な

表 3-7　身体症状発症の心身医学的背景の診断基準

①正常圏：	訴えは正常で治療対象となる所見がある時とない時がある
②心身症圏：	訴えは正常で治療対象となる所見がない
③神経症圏：	訴えは執拗で治療対象となる所見がない
④精神病圏：	訴えは異常で治療対象となる所見はない

※訴えがどこの領域内からの発症かで治療適応（心身医学的な治療が必要か精神科的な治療が必要か）が決まる．

要因，すなわちその中のストレス因はストレス病理と考えて，精神病理が本来的に存在しなくとも，正常人でもストレスによっては身体症状や精神症状を発症することから，精神的基礎疾患を精神病理とストレス病理に分けて考える．

精神的基礎疾患のうち「精神病理」からのものは，統合失調症，大うつ病，強迫神経症，不安神経症，人格障害（境界性人格障害，反社会性人格障害，自己愛性人格障害など）であり，「ストレス病理」からの疾患としては，心身症，神経症，うつ状態などがあり，これらが心理・社会的な要因を背景に，身体症状や精神症状を発症することがある．

日常的に自分では自覚していないようになっている慢性のストレスや，日常生活の中での出来事として問題となるような事件は，大きなストレスとなる．前述の配偶者の死，近親者の死，多大な借金，退職，失職，結婚などこれらみなライフイベントとして，精神的なストレスとして働くのである．したがって，身体的に病理がなく身体症状が出ている時は，このようなストレスイベントが脳に作用し，これが身体的な症状を発症する．いわゆる心身症として発症したり，精神症状が前面に出る神経症やうつ状態として表現されるわけである．

さらにストレスの中で，治療を行う経過の中で起こるストレス，すなわち「治療ストレス」が医原病を発症することから，治療を行った過程での患者の治療理解や，治療結果に対する評価に補填と修復作業を行い，治療認識の修正を図る．このように精神的な基礎疾患には精神病理によるものと，ストレス病理によるものがあり，特に心療科ではストレス病理による身体症状との因果関係を捉え，基礎疾患としてのストレス病理の存在を検索しなければならない．精神病理は精神科での診断医療を仰ぐことになる．

この基礎疾患の診断は心身医学におけるたいへん重要な問題なのである．精神的基礎疾患があるかどうかを検索する姿勢は重要で，除外診断として行わなければならない．

4．第4軸：身体症状発症の心身医学的，精神医学的背景診断

a．正常圏，神経症圏，心身症圏，精神病圏（表3-7）

①正常圏：身体症状に対して，病態説明を行うことで，病気理解ができ，気になる部分が解消される．
②心身症圏：身体症状に対して心身相関が理解ができる．病態説明を理解することで症状治療に参加する．
③神経症圏：身体症状に対して心身相関が理解ができる．病態説明を理解することはできるが，症状に反応して，訴えが執拗である．
④精神病圏：身体症状は表現が特異で，自己診断，自己観察の結果，症状の治療方針も決めてしまう．

身体症状の発症背景は治療の適応を決め，治療方針を立てるには必要な分類である．身体症状が気になるだけの，正常圏か，神経症圏か，心身症圏か，精神病圏かで治療適応を決定する．病態説明が理解できる程度による治療適応の分類でもある．このように治療する患者の身体症状がどの領域内からの発症であるかを知ることで，治療の目標や治療アプローチの選択などが決まり，治療方針が立てられる（表3-7）．

症状を訴えてきても，病理所見や身体所見のない身体症状に対して，その背後には身体症状を発症する病理があるはずである．何でもなくて身体症状は出ないのである．必ずそこには原因があると考えなければならない．すなわち心因性や内因性という原因である．身体病理がなくとも身体症状が出る病気があることを受け入れていかなければならない．これが心療科の鉄則である．

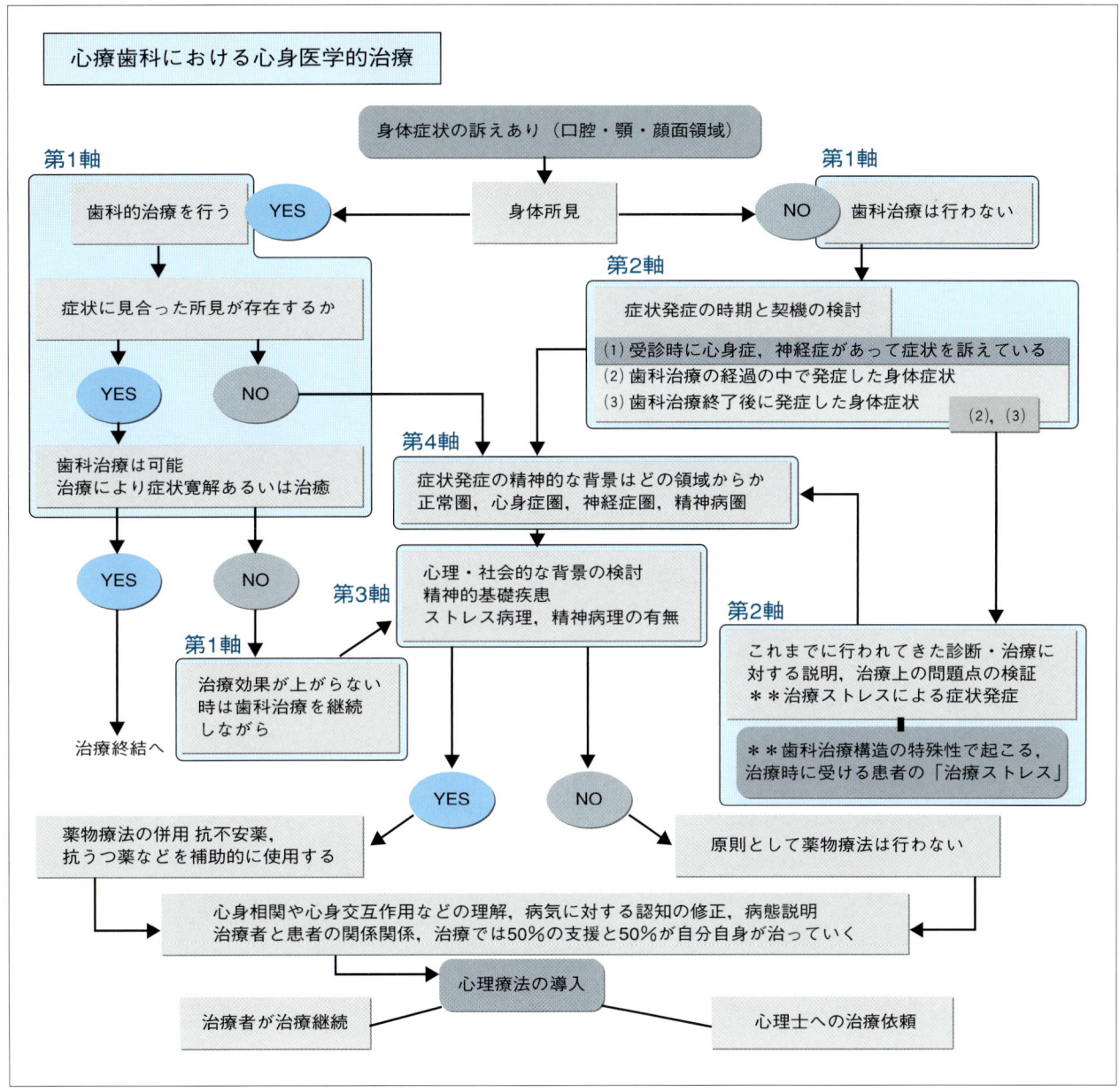

心療歯科における心身医学的治療

```
                          身体症状の訴えあり（口腔・顎・顔面領域）
                                      ↓
   第1軸                             身体所見                             第1軸
   ┌─────────────────┐                                        ┌─────────────────┐
   │ 歯科的治療を行う │ ← YES                            NO → │ 歯科治療は行わない │
   └─────────────────┘                                        └─────────────────┘
             ↓                              第2軸                         ↓
   ┌─────────────────┐              ┌──────────────────────────────────┐
   │症状に見合った所見│              │ 症状発症の時期と契機の検討        │
   │が存在するか      │              │ (1) 受診時に心身症，神経症があって│
   └─────────────────┘              │     症状を訴えている              │
       YES      NO                   │ (2) 歯科治療の経過の中で発症した  │
        ↓       ↓                   │     身体症状                      │
   ┌──────────┐                     │ (3) 歯科治療終了後に発症した      │
   │歯科治療は│                     │     身体症状              (2),(3) │
   │可能      │                     └──────────────────────────────────┘
   │治療により│         第4軸                              ↓
   │症状寛解  │   ┌────────────────────────┐
   │あるいは治癒│ │ 症状発症の精神的な背景は │
   └──────────┘   │ どの領域からか           │
      YES   NO    │ 正常圏，心身症圏，       │
       ↓    ↓    │ 神経症圏，精神病圏       │
                  └────────────────────────┘
              第3軸    ↓                              第2軸
       ┌──────────┐ ┌────────────────────┐    ┌──────────────────────────┐
  第1軸│治療効果が│ │心理・社会的な背景の│    │これまでに行われてきた診断│
       │上がらない│ │検討                │    │・治療に対する説明，      │
       │時は歯科治│ │精神的基礎疾患      │    │治療上の問題点の検証      │
       │療を継続  │ │ストレス病理，      │    │**治療ストレスによる      │
       │しながら  │ │精神病理の有無      │    │症状発症                  │
       └──────────┘ └────────────────────┘    ├──────────────────────────┤
                                                │**歯科治療構造の特殊性で │
   治療終結へ        YES       NO               │起こる，治療時に受ける   │
                      ↓         ↓               │患者の「治療ストレス」   │
           ┌──────────────────┐ ┌──────────────┘
           │薬物療法の併用    │ │原則として
           │抗不安薬，抗うつ薬│ │薬物療法は
           │などを補助的に使用│ │行わない
           └──────────────────┘ └──────────────┐
                      ↓                         ↓
           ┌─────────────────────────────────────────────┐
           │心身相関や心身交互作用などの理解，病気に対する │
           │認知の修正，病態説明 治療者と患者の関係関係， │
           │治療では50%の支援と50%が自分自身が治っていく  │
           └─────────────────────────────────────────────┘
                          ↓
                    心理療法の導入
              ↓                       ↓
        治療者が治療継続         心理士への治療依頼
```

図3-4 治療アルゴリズム．

したがって，このような身体症状を持って受診してくる人に，「何でもありません」と言うことを言っても問題がないのは，正常圏の人だけなのである．神経症圏，心身症圏の人はこの「何でもない」は納得できないことがあり，心身症のように背後にストレス病理を抱えていれば，そこからの身体症状発症となり得る，心理・社会的な背景因子についての検討が行われなければならない．

「何でもない」と言っても，「何でもないのになぜ症状があるか」と言うことになる．この症状発症の背景が正常圏か神経症圏か心身症圏か精神病圏といったいずれの領域にある人かの鑑別診断がポイントとなる．身体症状発症の病理背景を診断するに当たっての，診断の流れを図3-4のように図式化してみる．このアルゴリズムに従っていけば，ある程度の患者の身体症状発現の背景が診断できるであろう．これは精神科領域の人を除外診断するうえでも必要な診断手順と考える．

なお，以下に正常圏，心身症圏，神経症圏，精神症圏につき詳細を述べる．

①正常圏：正常圏とは，訴える口腔領域の症状に病理があって治療が必要であると考えられる場合．また身体所見がない時も，病態の説明を行い，異常のないことを告げることでこれを了解する．持っていた身体症状に対しては，捉われることなく，日常での生活にも支障がは起こらない．これは誰しもが経験する範囲の問題で，具合が悪い，身体症状がある時に，確認のために受診することがある．

　症状がある以上，実際病気であるかどうか，しかし，これに了解が得られない時にその程度により発症の背景が異なる．

②心身症圏：心身症は身体症状を発症しているが，そこには症状を出すに至るような所見はない．しかし，身体症状が発症している．この身体症状に対し，なぜ発症しているか，この症状は何か，検査を必要とするであろうと診断を希望して受診する．身体所見がなくとも，ストレスなどの負荷が，身体症状となって身体表現されることがある．その病態についての説明を行うことで，これを受け入れることができ，症状に対しての恐怖，不安などが発症せず，症状に対する異常な反応は示さない．

　したがって，治療には比較的順調に従い，薬物などに対するコンプライアンス（薬の服用などに対して懐疑的であったり，飲んでいるようで自己判断で辞めていたり，薬を投与してもその効果を評価することを行いにくい人．薬剤治療を好まない人）は比較的抑うつ神経症や精神病圏の人より治療関係は容易に結べる．

③神経症圏：何かをきっかけに発症した身体症状につき，症状発症の周囲にこの症状を発症させるような所見がない時，気になり始めると問題なしと言われても，さらに確認のため医療機関を受診する．ここでこのような行動を起こさせる背景にはどのようなものがあるかを診断しなければならない．気になって仕方ない身体症状に執拗になっている人は，おおよそこの神経症圏の人であろうと予想はつく．

身体症状に関して，神経症的な精神反応を強く出すのが神経症である．神経症は身体症状に執拗に反応し，ガンではないか，もっと大きな病気なのではないか，このまま放っておくともっと重大な病気になるのではと言う不安が前面に出てくる．これが神経症圏の背景をもって発症する身体所見のない症状発症の一群である．この中には心気症，心気神経症とされる人たちがいる．

④精神病圏：精神病圏としたこの領域の人は精神病とされる，精神病理が診断されており，治療中であったり一度は受診して治療を受けた経験者であったりする．また中には精神科へはまだ受診したことのない人もいるが，この領域内の人が，身体症状を発症した時，「併存と合併」のところで述べるが（第4章表4-3参照），併存する身体疾患は治療対象だが，精神病理から起こる身体症状は治療対象外であり，身体所見のない身体症状の訴えは，症状を出している当該診療科での不可逆的な処置，治療は禁忌である．

　この精神病圏の人は心療歯科治療からは除外診断されるべきである．精神科的には薬物治療が主体（抗精神病薬）であろうから，心療歯科では治療の投薬範囲を超えてしまう．

b．発症要因の違いによる対応

　身体症状を出している時，この身体症状は心身医学的な診断治療の範疇のものであれば，心身医学的な診断治療を行う．患者にとっては身体所見がないことから，歯科医師からは治療対象にならないことを告げられる．この身体所見のない人にとっては，実際に症状はあり，感じているのである．一般の歯科医療の中では，この人はおかしい人だ，訴えがおかしい，しつこいなど，治療者側にとっては身体所見のない人への対応には苦慮する．このような患者が心療歯科に依頼されて受診してくる．心療歯科としての治療対応としては，診断を行い治療へと導入していかなければならない．

　1つの診断基準として，治療適応を考えての発症背景分類を行う．精神科での診断は，身体所見のな

い，症状を訴えるものに対しては，身体表現性障害の診断や心気症，心気神経症として診断される．

DSM-Ⅳの診断では，身体表現性障害と診断されても，病理診断ではないので，精神病理からの発症も，ストレス病理からの発症もひとまとめになっている．精神科での治療であればこれで了とするが，歯科心身医学領域の場合は，精神科の病理のある患者は除外しなければならないことから，次のような分類を行う．心身医学的治療が必要か，精神医学的治療が必要かの適応を決めなければならない．漫然と訴えを聞いているだけでは，辛さを受け取る悩み相談係みたいなことになる．これは本来の医療ではない．受容的態度，共感する姿勢は治療の基本であるがこれだけが治療の本質ではない．

5. 第5軸：歯科的治療と心身医学的治療の治療選択時期の診断

①治療を継続しても問題にならない人．
②治療は心身医学的な治療と同時に行う．
③治療は実際の歯科治療は行わず，心身医学的な治療のみを行う．
④治療は歯科領域の治療適応はない．精神科領域の治療を必要とする．

先に述べた第1，第2，第3軸の，どの領域に分類されるかにより，現在歯科治療を遂行しても良いか，病態水準を診る．心身医学的に治療を行いつつ歯科治療を進めるべきか，歯科治療には手をつけずに心身医学的な治療や精神科治療を行う精神科領域の患者であると考えられれば，治療の適応はなく，精神科治療を優先する．この治療時期の選択は精神科領域の患者の除外診断である．

心身医学的な問題が背景にありそうな人の治療は，その発症の背景や病理の深さ，併存か合併かなどを鑑別することから始まる．ここで重要なのは，併存する緊急治療に対してはその必要性は歯科医師であれば診断がつき，緊急性のあるなしを鑑別して，治療に関する適応の決定を行うことである．緊急性のない治療は，心身医学的な問題を抱えているとすれば，十分に治療に対しては適応，治療期間などを考えたうえ治療計画を立てての治療を行うのであれば，患者の背景を以下のように十分検討しなければならない．

①治療中の患者の治療に時間がかかっている時，このまま継続しても問題のない時と，②この治療の背景には心身医学的な問題がありそうである時は，前述の心身医学的治療を同時に行っていくことである．こうすることで，これまでの治療が良い方向へ進むことがある．これが日常臨床で「いろいろと話を聴いてやれば良くなりますよ」という歯科医師が実践しているところである．

③心身医学的にも，精神科的にも治療は歯科治療よりも優先されなければならない時，ただし緊急治療すなわち併存疾患は治療は行わなければならないことがあるが，計画治療を必要とするような補綴治療や矯正治療は行ってはならないことがある．中・長期的な治療は病態が安定していない時には身体症状が誇張されたり，治療上の愁訴が多かったりで治療を行えば行うほどに難渋することがある．この時期には治療は行わずに，精神的な安定期に入るのを待つ．したがって心身医学的医療を行っていく．

④身体症状が完全に精神科疾患の一症状すなわち合併症であれば，精神科疾患の治療が優先され，心療歯科でも，一般歯科でも治療対象にはならない．まして口腔領域に病理のまったくない人を精神科から依頼されてきても，この領域の人は病態説明を理解しないことから，当科の治療対象ではないことを伝えることである．

耳鼻科にとって，心臓や高血圧の治療を，あるいは大腸ポリープの検査と処置をしてくれと言っているようなものであることのように心療科の範囲ではないことを告げることである．もちろんこのことに関しては理解を得がたい人たちではあるが，診療拒否ではない．適切な診療科への依頼と言うことになるからである．歯科は精神科の治療をしないのである．心療歯科では精神科の治療はしてはいけないのである．以下に症例を示す．

患者
　32歳の女性（主婦）．

主訴
　口が開かない，上顎の歯が痛い，食事ができない．

現病歴
　4年前より夫が単身赴任で1年ほど九州へ．その後も6ヵ月間程度の期間の赴任を3回ほど行っている．単身赴任がなくなった頃より，今度は夫の勤務時間が不規則であることなどで，生活をともにする時間がほとんどない状態になっていた．自分でも日常生活では趣味的なことや人との付き合いは積極的にやっていた．グループの活動などでもいろいろなことを引き受けて，こなしていたが，最近はこのようなことにあまり意欲もなくなってきた．

　親兄弟との交流はあり，特に問題もない．夫との接触のないこと，日常活動での悩みや問題についても，相談するところもなく，本人には自覚されていないようであるが，ストレスとなっていたようである．日常での活動にあまり意欲が感じられなくなった頃より，身体症状としては，肩こりや頸肩部痛が認められるようになった．睡眠も浅くなり，夢も多く，身体も疲れやすくなったと感じるようになった．

　この頃より咬筋部，耳前部，側頭筋部に痛みを感じ顎関節症ではないかと人に言われたことをきっかけに，口腔外科を受診，ここで顎関節症として治療を行うも，嚙み合わせが悪いことを指摘され，これに対するスプリント療法が行われたが，開口状態や咀嚼力の改善はなかった．歯科・口腔外科での治療は継続されていた．頸肩部の痛みや頭痛に関しては，整形外科，脳外科を受診しており，異常なしとのことであった．

　睡眠障害や食欲不振があったことから，心療内科を受診し，うつ状態の診断の下に薬物療法が行われた．睡眠は薬の服用である程度確保されていたが，うつ状態，口腔症状は改善されなかった．この時期に当科を受診してきた．

現症
　開口度は1横指弱，ほとんどの固形物の摂取はできるとのこと．咬筋部は筋萎縮状態で，嚙みしめさせても筋の膨隆は認められないほどになっていた．側頭筋も同様の変化がみられた．頸肩部筋群の緊張が強い．したがって，頭痛と頸肩部のこりや痛みの訴えあり．上顎の歯の痛みを訴えてはいるが，歯痛を起こすほどの所見はなく，歯痛部位も特定できないことや，痛みも移動することがあるとのことであった．

　クレンチングについて尋ねると，クレンチングは行っていることを認めた．うつむき加減で仕事をしたり考えたりしている時にクレンチングを起こしていると自覚している．口腔内の所見は特記すべきことはなかった．

　精神症状は抑うつ気分があり．睡眠障害，食欲不振，意欲の低下などがあった．この顎や歯の痛み，開口障害さえなければ，気分も晴れるし，健康になると考えている．

既往歴
　特記すべきことなし．

家族歴
　父82歳，母78歳，姉36歳で健在である．

治療と経過
　以上のような概要から5軸診断を行うことで，この患者の治療方針が決まる．以下その手順を示す．

　第1軸では身体症状は出ているがとりあえずは，歯科的治療の必要性はなし．

　第2軸の発症時期では受診時以前よりあり．

　第3軸では精神的基礎疾患としては，性格的な素因として，何でも受け入れ，完璧にこなそうとする強迫的な面を持っている．自分が我慢して上手くやれば問題解決に向かうと考える．さらに現在治療中のうつ状態があり．病歴の中にみられるように，ライフイベントがあり，日常生活の中でのデイリーハッスルがある．

　第4軸では心身症圏からの発症であると考えられる．

　第5軸では，以上のことにより治療は心身医学的な治療を行いつつ，顎関節の症状治療や頸肩部筋緊張の軽減を図る．

　これらの評価，診断より　この症例では以下のよ

うな評価ができる．

開口障害（心身症），うつ状態の診断にて，うつ状態の改善のために基本的には薬物療法として抗うつ薬と抗不安薬，睡眠薬の投与を行う．病態説明，心理療法，ストレスに対する対処法などを学び取らせながら，精神症状の観察を行い，身体的，精神的なリラクゼーションを勧める．クレンチングが咬筋や側頭筋などの咀嚼筋群の筋疲労をもたらすことを理解してもらい，クレンチングの確認を行う．このクレンチングが行われているかどうかにつき，実際にフィードバックをかける意味で，スタビライゼーションスプリントの使用を行った．

身体症状，精神症状の発症に対する認知と行動の修正で，ストレス対応に対して効果が認められ，筋緊張が頸肩部に出現し，これが頸肩部のこりや緊張型頭痛を惹起していることが理解できると，対症療法的な鎮痛剤や筋弛緩剤の効果がみられた．この病態説明と心理療法が重要な治療の中核をなしている．うつ状態に対する薬物療法は継続とする．

心因性，すなわち心理・社会的なストレス要因が身体症状と精神症状を発症し，心身両面からの治療を必要とした症例であるが，このように5軸診断の評価のとおり治療を進めるなら，誰でもが同じようなアプローチで治療に臨むことができよう．

この治療の流れの中で，大切なことは治療目標の設定と，治療者が50％，患者が50％の治療責任を分担して行うことにある．心身医学治療は治療者側が100％治療責務を負うものではないし，また負うことになれば，治療者の精神的負担も大きくなり，生活への介入が起こってしまう．どこまで，その支えの治療を行いつつ，患者を治療に向かわせるかが大切なポイントなのである．これは心身医学治療を行う時の基本である．

以上のように診断と治療の手順のガイドライン的なものがあれば，どのように診断し，どのように治療していくかが理解できると思われる．これまでは「心身症の治療とは」「神経症の治療とは」と言うことで，どの部分から治療アプローチし，何を治療の目標とするかを明確にすることができていなかったように思われる．歯科心身医学，心療歯科は精神科や心療内科とは基本は同じでも，歯科・口腔領域の独自性があることを銘記しておかなければならない．

5軸の診断を行うことで，治療のアプローチを決めることが可能であるが，このうちのすべてを決定する必要がない場合もある．この5軸診断のいくつかを診断することで，どのような患者を治療しているかが，読み取れる利点があり，症例の検討においても共通な問題を取り挙げて議論できるようになることが期待されるのである．

Ⅲ．5軸診断の心療歯科における治療のための診断の必要性

5軸の診断についてもう少し言及しておく．身体症状の発症背景がわかったら，身体症状の発症の時期についても銘記しておく必要がある．心身症，神経症が発症したのはいつなのかを考える．治療前，治療中，治療後に分ける．これは第2章の中で述べたが，受診時にすでに心身症，神経症であれば，身体症状の発症している背景には心身医学的問題があると考えられ，治療の目標や医療法の選択に心身医学的な治療，心理療法の駆使，カウンセラーとの連携のもとに治療を行っていくといった方針が立つであろう．

治療中に起こった心身症や神経症の発症であれば，もともと心理・社会的な要因が背景にある場合と，治療を行うことでの問題から発症する治療ストレスが要因となる場合があり，この両者が同時に存在する時がある．

治療後に起こることは前述したが，長引く治療ストレス，治療にまつわる諸問題．治療者と患者の治療評価の違いや，経済的な負担問題など多彩である．これに心理・社会的な問題が背景にあれば治療の目標や，治療方針などが決定できる．

ここで重要なことは何度も繰り返されるが，歯科医療における病態説明部分や治療についての評価や治療問題についての治療ストレスの解消は歯科医師

でなければできないのである．実際の治療は歯科医師の病態説明のもと，心身医学療法が行わなければならない．この「歯科医療に発症した病態の説明」これが歯科心身医学の独自性である．

心療内科や精神科の診断・治療をそのまま心療歯科に移行させても混乱するだけで，治療効果は上がらないであろう．したがってこの発症時期の診断は不可欠なのである．

Ⅳ．心身症発症の背景

心身症発症の背景には心理・社会的な問題があるといわれる．心理・社会的な問題とは社会的な問題としては日常生活の中にある．生活圏に発生するいろいろな問題，社会問題から，地域，生活領域での問題，社会活動における，職場や所属する集団など，これらの中にはストレスとなることがあり，考えざるを得ない問題や逃れることができない問題を抱えると，精神的な負担は大きく，心の重荷は体調に変化をもたらし，その人の弱い部分に症状が出る「器官選択」が起こる（第1章図1-4参照）．

心理的な問題には不安，緊張，怒り，焦燥感など問題を抱えて起こることと，対象ははっきりしないが不安が起こったりすることなどがあり，これらが心身相関の病理から，身体症状を発症する．このように心身症の発症背景には心理・社会的な要因が大きくかかわっている．このような状況に日常的に曝されている人が，ほとんど病気にならない人となる人に分かれることは，ストレスを受ける側の性格的な素因，ストレスそのものの量や種類，曝露期間などと個人差がある．心身症になりやすい性格がある．そこで分類されるのが，現実心身症と性格心身症である．

心身症とは「身体疾患の中で，その発症や経過に心理・社会的な因子が密接に関与し，器質的ないし機能的障害が認められる病態」を言う．ただし，「神経症やうつ病など，ほかの神経障害に伴う身体症状は除外する」と規定される（心身医学の新しい診療指針1991より引用）．比較的理解しやすい心身症の分類を次に提示する．

1．現実心身症

現実的なストレス環境に由来する．患者の対処能力を超えた質と量の心理・社会的なストレッサーが加わっているような問題を持つ．患者の親子関係の問題，パーソナリティーの偏りはない．

2．中間型

神経症的で心理・社会的なストレッサーの認知と対処行動がうまくできない．患者の親子関係の問題はない．

3．パーソナリティー，神経症的性格心身症

表面的には適応しているように振る舞っているがストレスの受け止め方，対処の仕方に性格的な問題がある．alexithymia，alexisomiaなどの過剰適応的な性格特性との関連性がある．親子関係の問題が大きく，パーソナリティーの偏りがあり，些細な心理・社会的なストレスにも適応困難となる．

Ⅴ．神経症の発症

ストレスによって発症する神経症もその背景は心身症と同じである．身体症状の前面に出たものを心身症とし，精神症状の出たものを神経症とするなど，神経症と心身症の鑑別とその確定診断のポイントについて成書には述べられている．

口腔領域の心身症の人と神経症の人を鑑別するのは，図3-5～7に示すとおり，身体症状を訴えるのが心身症であり，出ている身体症状に反応しているのが神経症であると考えると鑑別がしやすい．

例を挙げてみると，舌側縁がヒリヒリと痛むという症状で来院した場合，神経症患者と心身症患者あるいは正常圏の患者では訴えに対しての反応が異なる．病態説明による患者の反応で診断は可能である．

正常圏の人の反応は「舌の左が痛いのですが」→「いつからですか」→「2週間ぐらい前からです」，「痛みが出る前に一方だけで食事をしましたか」「例えばあなたは右ではよく噛めないようですが，一生懸命左で食べた記憶はありませんか」→「あります」，「そんな時に舌の方に刺激が加わり多少，粘膜にキズがついたりしますよ」．すると，患者は「そんなキズが1～2週間何となく痛みがありますよ」と答

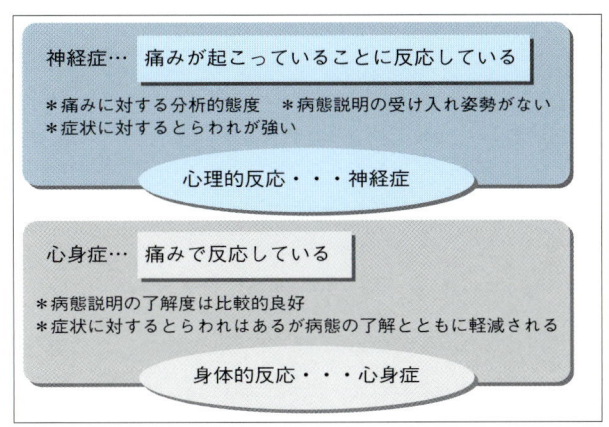

図3-5 神経症と心身症の鑑別1.

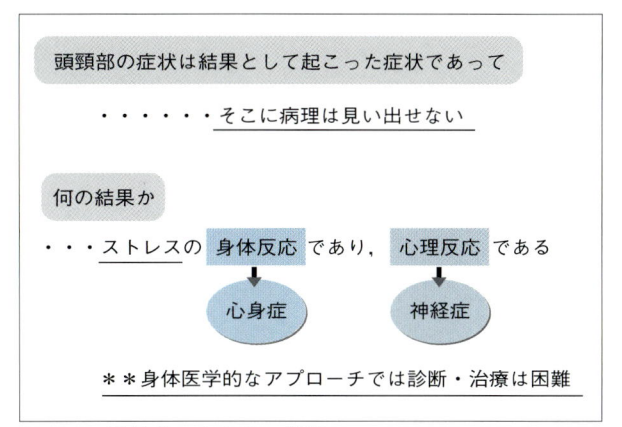

図3-6 神経症と心身症の鑑別2.

え，治療者が「それですか，痛いのは，ちょっと触れると痛みがありますね」「様子をみていただければ良いと思います，何か変わったことがあればいつでもお出で下さい」と答えると「わかりました」となる．

次に心身症患者の反応や神経症の患者の反応のを示す．「舌が痛いのですが」→「いつ頃からですか」→「3ヵ月ぐらいになりますかね」「歯科治療をしていてその時に舌に刺激が加わり，それ以来痛みがあったり，触れると違和感が強いので，舌に何かできているのではと思っています」．診察の結果「舌には何も問題はありません」と言うことで，様子をみることにするが，心身症病態にある神経症や心身症のある人は，正常圏の人とは違い，症状は簡単には取れない．「まだ症状があるのですが」と言う．このような反応は神経症，心身症にみられる．

ここでこのような患者には必ず病態説明を行う．なぜ症状が発症して取れにくくなっているか．心身症患者も神経症患者も治療ストレスで起こることもあるし，日常の心理・社会的な背景が症状発症因子になっていることがある．

両者ともに同じような家庭での問題を抱えていたとする．このように心理・社会的な背景が身体症状を出すのが心身相関と言われるところであるが，心身症も神経症も同じような症状を出すのだが，ここで大きな違いは，身体症状で訴える人と出ている身体症状に反応してしまう人がいる．病態説明をすることで身体症状がなぜ出るかを理解することができ

るのは心身症である．

一方，病態説明に対して，神経症患者は「そんなはずはない．この症状は何かあるからだ」「なぜこのように症状が続くか」「このような症状が続けば，ガン化したりしないか」など症状に対して執拗な分析や自己診断を繰り返す．「これさえなければ私はもっと日常が楽しいはず．もっとやりたいこともできるはずである」と言った「これさえなければ病」になっているのである．この神経症と心身症の違いを図3-5～7に示す．

心身症も神経症もその治療には大差がなく，治療の基本は病態説明にあり，症状を訴えて受診してくる以上，「何でもないと言うこと」を言わない治療姿勢は必要なのである．この治療姿勢が患者を受容する一番の基本である．

治療者としては，患者が「何でもなくて症状が出るわけがない」「何かあるはずだ」と主張すれば，それをそのままを受け入れて，「訴えている部分に何もなくても，そこにおかしさを感じることはあるのです．おかしく感じることが病気なのです」とこのことを説明しなければならない．

心身症圏の人は病態説明とこのようにして症状発症が起こることを理解してもらい治療者としては「支えの医療」に入る．こうすることで症状は安定してくる．また日常生活でもこの症状に苦しめられて障害が出ていた人も，症状とともに生活できるようになる．

神経症患者はここまでは同じような理解を示す

| 心身症 | ストレスとの関連で起こる病態であることから，ストレスに対する対処（原因治療）と，症状に対する治療（結果治療）を行う |

| 神経症 | 「神経症」を「治す」のではない．神経症の人が「訴える症状」を「軽減あるいは消失」させることである **重要**
＊神経症そのものは精神科で治療する
＊病態水準の悪い神経症は精神科の治療対象 |

| 精神病 | 純粋に精神科的な診断・治療が行われる |

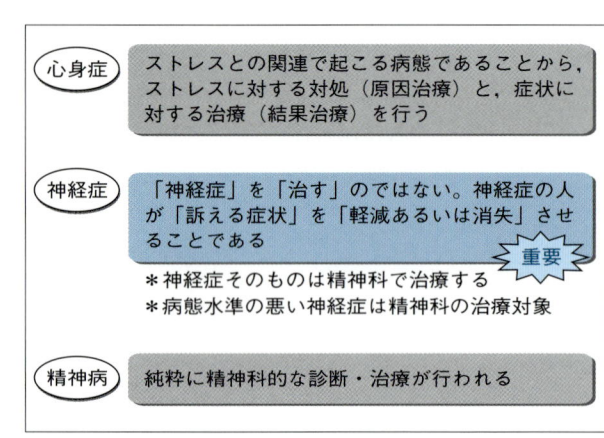

図3-7　心身症，神経症，精神病の鑑別を行い，治療姿勢を考える．

が，症状についての執拗な反応と，治療要求すなわち「まだ何かあるのではないか」「これだけ治療して治らないはずがない」「さらに症状は周辺に波及し，現状は病気が進行しているのではないか」「悪性化しているのではないか」などの自己診断と自己診察が繰り返されている．症状の拡大や消長の繰り返しである．

　治療が進められる中で，心身症も神経症もそのベースには心理・社会的要因を抱えていることがある．心理・社会的背景の要因に触れることが治療上必要なこともあり，心身症では症状寛解あるいは消失に，日常生活で障害にならない程度の域までを治療目標としていく．

　心理・社会的な背景に触れる必要がある時は，どの領域まで入るかが治療上問題となる．背景があまりにも大きいことが判明した時は，治療者1人ですべてを受け入れることなく，心理士の力を借りなければならないことがある．心理療法を勉強し，身につけたものにとってはできないわけではないが，どこから心理士にお願いするかが，この領域におけるもっとも難しいところであろう．まして心理士に依頼する手段のない治療者にとってはすべてを受け入れなければならなくなるからである．

　全面的に受け入れている治療者の中には1回の治療時間が1時間以上，あるいは3時間にも及ぶということを聞くことがあるが，これはもとより治療とは言えない部分がある．心身医学医療が何であるかを理解していないことになる．この問題はたいへん重要な問題なのである．午前中に3人の患者で終わったことが，本来の治療と言えるだろうか．心身医学という普遍性を持たせるためには，この問題は治療上重要なのである．

VI. 精神疾患の除外診断

　神経症でも精神科の診断基準から精神科の疾患としての治療が行われなければならない場合がある．前述のように時間のかかる患者の中には，病態水準の悪い患者や，精神科疾患を背後に持っていて，顕在化していない人がいる．

　このような患者群をどこで見分けるかは，精神科での陪席や心療内科での陪席が望まれる．精神科疾患の一分症として訴えている身体症状であれば，これは合併症で，合併症であれば現疾患の精神疾患の治療が優先する．本疾患が改善されない限り，症状改善は望めない．

　併存疾患として起こっている時は治療の適応はある．例えば顎関節症が起こっていたとする．これがいわゆる顎関節症であれば顎関節症の治療が必要であろうが，原因が精神的な疾患の一分症であれば，顎関節治療は行われない．精神科治療が優先する．

VII. 心身症，神経症，精神病圏患者の治療対応

　頭頸部領域の症状で受診する心身症，神経症患者の診断は厳密に行うことは難しいことがある．実際の臨床では両者の治療においては，それほど差異がなく，ストレス病理から起こる身体症状も精神症状も基本的には治療上は問題にならない．しかし精神科疾患だけは診断と治療において，精神科治療を行わなければならない．したがって除外診断ができるだけの知識は持っていなければならない．

　精神科の領域の患者でも寛解期にあったりする時，すなわち真に自分の病気を把握できていて病識を持って精神科治療を受けている場合，病態説明により症状は軽くなる人がおり，この領域の人たちには，身体症状に対する心理療法を行うわけだが，間

違ってはいけないのは精神科治療を行っているのではないこと，実際精神科からの投薬を受け身体症状について併診してくるわけであるから，病態説明が理解できる人として治療を行うのである．本来であれば，精神科疾患に一分症でもあれば，これは精神科での治療となる（図3-7）．

第4章

歯科治療の前の心療科的配慮の必要性

I. 基礎疾患（身体的基礎疾患，精神的基礎疾患）に対する考え

　基礎疾患には身体的基礎疾患と精神的基礎疾患（表4-1）があり，病気治療にはこの両者を考えなければならないのだが，身体医学的な診断・治療を行うに際しては，「精神的基礎疾患」について，配慮されることは，ほとんどないと言っても良いのではないだろうか．

　身体的基礎疾患は当該診療科の疾患治療に相当し，重要な情報である．基礎疾患に，合併する疾患として出てきたものか，まったく基礎疾患とは関連なくして起こってきたものであるかによって，その治療の方針も変わる．

　これは精神的基礎疾患を持つ人にもいえるのである．口腔領域の疾患を持って歯科を受診し，口腔領域の症状を訴えている時，これが精神科疾患の身体症状であったとしよう．この時，患者の要求どおりに，歯科治療を行ってしまうと，その後は，違った症状が出てきたり，あるいは症状が強くなったりすることがある．これは基礎疾患に精神科的な病気があるからである．

　精神的に問題を持つ人が歯科を受診する時には，すでに精神科的治療を受けていて，歯科的な問題で受診する場合と，精神科治療は受けていないで，歯科領域の問題で受診する人がいる．この場合，前者は基礎疾患として精神科的な問題を持っていることがわかるが，後者はわからない．

　さらにこの両者も本当に身体疾患としての歯科疾患，口腔疾患があるのか，どうかが問題である．因果関係のはっきりしない身体病理，所見は精神的基

表4-1　基礎疾患

医療上，身体的な異常のみならず，精神的状態の悪い時，身体の基礎疾患と同様に精神的基礎疾患も考慮しなければならない	
身体的基礎疾患例	代謝性疾患，循環器疾患，呼吸器疾患，血液疾患，アレルギー性疾患など
精神的基礎疾患例	強迫神経症，うつ病，統合失調症，人格障害（境界性人格障害，演技性人格障害，反社会性人格障害，自己愛性人格障害），セネストパチー（体感異常症），その他の精神疾患など ストレスなどによる身体的・精神的機能障害：心身症，神経症

礎疾患から発症していることがある．実際に身体所見があれば治療を行うことは必要であり，一般の歯科で行っても，歯科的に必要な範囲のことを行うのであれば問題になることもない．

初診時において，歯科治療以前に会話や挙動におかしさを感じる人と，歯科治療が始まって，治療を行っていく間に，「精神的に問題があるのでは」と言う感覚を抱く時があると思うが，このような状況に遭遇した時には，おかしな患者だと考えるだけでなく，このような患者について，「精神的基礎疾患を持っているかもしれない」と言う疑いを持ったほう良い．疑うだけでなく，漠然とおかしいと思うだけでなく，多少の知識を持つことが望まれる．

治療前や治療中に「何となくおかしい」「何となく扱いにくい」「話が理解できない」「治療内容の理解が違う」「説明を理解してもらえない」「自分の治療に対しての要求が強い」などの状況に遭遇することがあるかもしれない．精神的な疾患を背景に症状を訴えて受診する患者の中には，このような症状の表現やそれに対する治療要求に，執拗さや，多少の違和感を抱く時がある．

これらの患者の中には精神病理から症状が発症している人や，ストレス病理からの症状発症の人がいる．この病理を持つことを精神的基礎疾患と考える．精神的基礎疾患としては，精神病理を持つ精神科的な疾患とストレス病理からの心身症や神経症，うつ状態などがあり，前者は内因性の精神疾患で後者は心因性の心理・社会的な要因が関与して心身症やうつ状態の精神状態を形成しているのである．これら両者ともに身体症状を発する精神的基礎疾患として考えると治療の時に，治療方針や，治療目標などを立てやすくなる．

歯科治療においては，この精神的基礎疾患があるから歯科治療ができないのではなく，基礎疾患と歯科領域に出ている症状が「併存する疾患」か「合併する疾患」か否かを診断することで，治療適応を決めることができる（本章後述）．

実際，身体疾患が「併存する疾患」であれば，精神科的な問題に配慮をする必要はあるが（精神科治療を行うわけにはいかないが），歯科治療は可能であるし，症状改善のためには，治療が必要なのである．精神科で，薬物療法が行われている時には薬剤のチェックは必要で，副作用，相乗効果などいくつかの点についてはつねに念頭におく必要はある．

II．精神病理とストレス病理の精神的基礎疾患

心身医学的な治療を行う心療歯科では，精神疾患を診るのではない．しかし，重要なことは，ストレス病理から起こる身体症状については，心身相関で起こる病気，心身交互作用で起こる症状があることから，これに対しては心療歯科で治療を行うべき適応なのである．

心身相関や心身交互作用の視点から心療科，心療歯科では身体的基礎疾患と精神的基礎疾患の両者を考慮して行わなければならない大原則がある．

外科的治療，歯科医療で一般的に基礎疾患の配慮を行う時には，糖尿病，高血圧，心疾患などは日常的に診られるのにもかかわらず，精神的基礎疾患を配慮して行うということはまずない．精神的な基礎疾患を知っておく必要があるのは，治療中あるいは治療後に問題が発生することも考慮しなければならないからである．

表4-1に示すように，精神的基礎疾患にはうつ病，統合失調症，人格障害，神経症などの精神病理からの発症のみならず，ストレスによって引き起こされる．ストレス病理からの心身症，神経症，うつ状態などの背景があると歯科治療上にも問題が起こる．

1．歯科，外科系で精神的基礎疾患を無視した時に起こる問題

一般に基礎疾患といえば，高血圧症，糖尿病，心疾患，肝疾患などがあり，これらの身体的な基礎疾患については情報を得る習慣は身についているのであろうが，精神的基礎疾患について情報を得ることはそうあるものではない．しかし，この精神的な基礎疾患を無視して，外科系の処置を行った場合，特

に不可逆的な処置が行われれば，外科的処置から諸問題が発生する．

歯科領域においては，不可逆的な処置を行うことが多い．歯の切削行為はその代表である．顔の変形や噛み合わせの異常を訴えてきた患者に，手術はやればできるのだが，手術をすることで術後の治療評価の違いや愁訴が発生する．これは背後に精神的な基礎疾患がある時に起こることである．

術前に身体的基礎疾患は聴取しても，手術や処置には問題とならないことが判断されると，病的な局所だけを診て行う疾患治療は，歯科や外科系の医療では日常的に行われている．このように外科系（歯科を含む）の治療では手術を行うに際しては，必ず基礎疾患なるものを検索あるいは情報を得てから，手術インディケーションを決めることが必要である．

しかし，ここで精神科的な基礎疾患を診て手術を行うか，どうかを決めることは，情報がない限り術前検討項目には入らないのが一般的である．外科系でもその代表の外科である形成外科，美容外科などは，歯科領域と同系統で基礎疾患は身体的基礎疾患だけに配慮を払っているが，身体的な基礎疾患のみならず精神的基礎疾患も治療前に検討する必要がある．

手術を行うことで精神状態に悪影響を与え，これが治療結果の問題に発展しかねないか，どうかの検討は必要なことなのである．心身相関や心身交互作用などで起こっている症状の存在と身体的基礎疾患と精神的基礎疾患の概念は歯科臨床の中に位置づけることが望まれる．

心身交互作用，心身相関の問題を症状発症の病態として説明する時，また口腔領域の症状である時には，口腔領域の病気やその症状について関連する症状などにつき，十分な説明ができることが必要なのである．

「顎が痛い」と言うことで，心身医学的問題から起こっているとしても，心療内科で治療してこの疼痛性障害としての顎の痛みを本当に軽減することができるだろうか．歯科的な説明がなされない限り因果関係を理解できずに，病態理解は効果的には行われないほうが多い．

精神科的な問題も持っていない，病態理解のできる人に，顎の痛み関連の病態を詳しく説明して，病気に対する，認識を変えていく必要がある．これが治療の根幹だからである．本書のあちらこちらに「歯科医師にしかできない」と言う，この言葉が出てくるが，これが心療歯科のキーワードなのである．

2．病歴聴取の段階で精神的基礎疾患を視野に

身体医学的な治療では必ず診断・治療に先立って問診の中で既往歴，家族歴などを聴取する．この時，薬に対するアレルギーや麻酔薬や麻酔時の経験などについて，アレルギーを含めたことに関する情報を得る．

ここで聞かれる既往疾患はほとんどと言っていいくらい身体疾患である．時として「精神科にかかった」とか「うつになった」とか答えてくれる人はいるが，精神的な疾患の領域については情報が得られないのが実状である．これについては，こちらから聞き出さなければならないが，はっきりと病名を告げられていないことなどから自分でも精神科，神経科にかかった経験はあるが，診断まではわからないという人が多い．

実際に受診状況を聴いたり，投薬されている薬剤を調べることで，おおよその見当がつく．いわゆる精神病としての治療を受けているのか，軽症のうつや慢性のうつ状態で通院しているなどの状況を投薬と合わせて判断すれば，訴える症状が精神病の一分症すなわち合併症であるか，併存する病気かがわかる．

これを知ることは治療のラインに乗せるかどうかの治療適応を決定するうえで重要な問題となる．ただし，投薬されている薬剤で診断を知ることは可能なこともあるが，1回の服用分をまとめて1袋にされている時は，錠剤も散剤も一緒で薬剤を調べるのが困難なことがある．

表4-2　治療の適応時期の基準

①身体症状の治療を継続しても問題のない症例
②身体症状を治療しつつ，精神面の心身医学的治療を同時進行させることを必要とする症例
③身体症状には手をつけず，精神症状の治療を行い安定期に入った時に治療を行える症例
④身体症状が完全に精神状態の一分症である症例（治療対象にならない）

※ 治療は患者の精神状態により治療対応を変えることが必要で，その対応の時期的な違いにつき上記の4段階に分けて考える．
※ 応急処置はできるが，長期治療計画を立てて行う治療は禁忌．

Ⅲ．多軸評定の第5軸で精神病理の深さを知る

　実際の歯科治療を行う時に，治療の適応時期は精神病理の深さによって，対応の仕方が違ってくる．精神的基礎疾患もその病理の深さによって治療のインディケーションが決まる．すなわち精神病理の深さにより，その治療時期をどのように対応するのかを考慮するのは多軸評定の第5軸に相当する．おおよそこのうちの4段階に分けられるが，この時期に当てはめて治療方針を立てることが望ましい．表4-2に示したように，第1段階の状態では軽症で問題がなく治療導入ができる場合があり，基本的に病理はないと考えて良い．

　第2段階のところでは，歯科的に実際に治療すべきところがあって，治療を行うことで状況は悪くなるかどうか，精神科や心療内科とのリエゾン治療や，併診治療が行われるべき人たちである．しかし精神科治療を必要とするほどの病態水準の悪くない人たちは，悩んではいるが自分では精神的に悩んでいるのではなくて，身体症状に悩んでいるということから，身体症状に対する保証，説明がないと患者にとっては身体症状軽減のための役に立つことにはならない．

　歯科領域で，細かい歯科的な治療の問題に及んだ時には，歯科領域のことがわかる歯科医師が行わなければならない．臨床の現状で以下のような声を聴く．「精神科に頼んだが，かえって患者の不信を買った」「精神科に行ったら治療がおかしいといって戻ってきた」「精神科に行っても良くならない」．

　心療内科でも同じである．精神科や心療内科では心の問題を治療しているからといって，これは精神科か心療内科が良いというものではない．精神科の診断を仰ぎ，身体的治療を行っても問題ないか，どうかを診る時は精神科に関与してもらうが，精神病理のない人は精神科に送られることで治療効果が上がるどころか治療不信を起こして戻ってくる人がいるという，現場の歯科医師がもっとも悩みとするところである．話をよく聴くことはもちろんであるが，病態説明が治療の大きな部分を占めているということの証左である．

　心理療法のうち，「受容」「傾聴」「共感」「支持」と言うことをよくいわれるが，歯科における心療歯科の治療の中には聴くだけでは不十分な場合もある．大切なことは病態説明である．病気に対する間違った認識，あるいは病気の重傷度などについての説明が，家庭のバックグラウンドを聴くよりも効果的である場合もある．治療ストレスや病気認識に対する不安などのストレスに対する対応を十分に行えることが治療上重要なのである．

　ストレス病理であれば，心療歯科や心療内科で，精神病理であれば，精神科での併診を行いながら，治療できるのはこの第2段階の人たちである．これは口腔領域に実際の身体的な治療を必要とする疾患がある時，治療を進めることができる．実際の臨床では，どのような精神的な基礎疾患があるかで，治療のインディケーションを決め，治療を行うことで，短期的，長期的な治療に耐えられるか，また障害が発症する可能性があるかなど，治療対応を十分に行わなければならない．

　併存する疾患は緊急性のある時には治療を行わなければならないのは当然であるが，歯科医療の中では緊急性がない限り，行わないほうが良い場合がある．また処置は可能でも，処置を行ったことから，身体症状を発現することがある．矯正や補綴など時

表 4-3　併存と合併の違い

精神科疾患を持っている人で，併存する歯科疾患を治療する場合と精神疾患を基礎疾患として持つ人が精神病理から身体症状を合併している人の治療を行う場合を混同してはならない	
併存（Comorbidity）	直接因果関係のはっきりしない病態を併発している（例：高血圧症と歯周病，顎関節症と胃潰瘍）
合併（Complication）	因果関係のはっきりしている病態（例：糖尿病と糖尿病性網膜症，心疾患と高血圧）

間がかかる治療は治療経過の中で身体症状が発症することがあるので，特に注意しなければならない．

歯科治療の中には短期のものと長期計画治療をもって行うものがあることから，精神病理を持っている人に関しては，後者に耐えられるか否かについて，精神科医の現状と今後の診断（治療中だが寛解期にあるとか，不安定期だとか）を必要とする．これは重要な問題である．

第3段階の人は，身体症状が本当にあれば，緊急性のあるものは治療しても，精神的な状況が不安定であれば，治療はなるべく行わない．心身症，神経症で治療の緊急性がないか，身体症状に見合っただけの口腔所見がない人は心身医学的治療を継続する．

身体症状の訴えが強く，これに見合っただけの身体所見もなく，例えば，女性で50歳代を過ぎて，前歯部の傾斜や，歯列のちょっとした問題をぜひ矯正でやりたいという人で（本人は矯正治療やることで，自分でイメージしていることがあるのかとは思われるが），その主張が執拗である場合には，治療効果などについての説明にあまり反応しない．いわゆる病態水準の悪い人であると思われる．

このような人には治療は行わずに，受診してくるたびに病態と治療説明の繰り返すことである．この時に傾聴，受容，共感のみを行うだけでなく，こちらからの病態説明を強調する．心理教育効果は出てくるものである．傾聴や受容は時間的に治療効果と並行しないことがあり，効率良く治療効果を上げるのはただ聴くことだけではないのである．

第4段階の人とは精神科の患者として治療されるべき人で，話を聴いたり，病態説明をしたりしても効果はなく，優先されるのが精神科治療であり，心療歯科では除外診断の対象となる．

Ⅳ. 併存と合併の違い（表4-3）

「併存（Comorbidity）」と「合併（Complication）」と言う言葉は，かなり正確に使われなければ，ほとんど同じような意味に使われる可能性がある．日本語的には同じ意味と思われるが，実は大きな違いがある．加えて，歯科領域ではあまり使われない言葉であるが，この両者を厳密に使う必要がある．それは歯科治療，心療歯科を行ううえで，併存するものか合併するものかで，治療適応が違ってくるからである．

「併存（Comorbidity）」とは，疾患をいくつか抱えている時，因果関係のはっきりしない疾患であったり，お互いに独立した疾患であれば，これは合併しているとはいわずに併存していると表現される．

歯科領域の疾患でいわゆる歯槽膿漏があったとする，これにリュウマチ疾患があり白内障があれば，言葉を正確に使わなければ，これらは合併していると表現される．しかし正確には，これは合併ではなく，それぞれの疾患は独立したものであり，お互い多少の影響は起こるかもしれないが，因果関係ははっきりしたものとは言えない．このような状況を「三疾患の併存」と言うことになる．

「合併（Complication）」とは疾患を複数持っている時，因果関係を持って発症していると考えられる．その疾患は，主たる疾患の合併症である．糖尿病を抱えている時，糖尿病のコントロールが順調に行われていない時には，歯槽膿漏の悪化が起こる．網膜症の状態が悪くなる．足の先に難治性の潰瘍ができたり，壊疽が起こる．これらはすべて糖尿病という代謝性疾患との因果関係が認められるものである．

これが合併症とされるのである．

なぜ，このようなことが必要なのか．それは合併か併存かにより，治療適応の決定がなされ，やるべき治療，やってはいけない治療を決めなければならないからである．したがって，併存と合併の違いを理解しておくことは重要なのである．例えば，統合失調症の人が急性の歯髄炎を起こしたとする．これは基礎疾患に統合失調症があるから治療できないかと言えばそうではない．歯髄炎は独立した疾患である．

すなわち，統合失調症に合併した歯髄炎ではなく，併存した歯髄炎と診断し，歯髄炎治療は行わなければならない．したがって，歯科領域の疾患は実際，口腔内や歯に病理があれば治療は行われるのである．これは歯科医師であれば誰でも行わなければならないし，また行えると考えなければならない．

V．基礎疾患に対する治療スタンス

精神科領域の患者の口腔疾患を診るのが，心療歯科であるという認識を持っている治療者がいる．これは誤りである．精神疾患に併存する歯科疾患であれば，これを治療するのは心療歯科でなくても歯科医師は治療を行わなければならないのである．

歯科心身医学の報告の中で精神科の患者の歯科治療はこうして行っている，統合失調症の患者の治療を行ったなどの報告もあるようだが，実際は患者治療には精神科患者であるとの意識と配慮を持って，歯科治療を行っただけで，精神科治療を同時に行ったわけではない．実際にはこのような患者は，精神科治療が精神科で行われており，心療歯科でこれを引き受けることもない．

ここに誤解が生じないように，強調しておきたいことは，精神科患者を診るといっても精神科治療をしているわけではないことを銘記しておかなければならない．同じようなことをほかの診療科の例でみてみると，精神科疾患を持つ患者が，いくつかの病気を持っている時，これを心療内科が診るかというと，心療内科の領域ではなく，疾患はその領域に応じて治療が行われる．

統合失調症の患者が急性肝炎を併存時，内科が治療を行うことは一般に行われ，この時，精神科からの情報を得て，薬剤などの配慮を行ったり，検査所見と精神科とのかかわりを診たりはするが，内科において精神科治療を同時に行うわけではない．肝炎の治療だけを行うのである．このような患者を心療内科の治療適応であるかと言えば，それは誤りである．

歯科領域に高血圧症を基礎疾患に持った人がきたら，高血圧治療を歯科医師が行いながら，長期治療になるような補綴治療などを行うだろうか．心療歯科的な治療を行っている人の中には，統合失調症の患者に精神科的な治療関係を持ちながら歯科治療を行うことが心療歯科的な治療と思っている人がいる．確かに，歯科治療の訴えを通して，患者との関係が深まっていくことはある．しかし，歯科治療の段階で実際の必要とされる歯科治療を終了させた時点で，歯科領域の治療は終了としなければならない．

精神科疾患を持っているから心療内科での治療が必要かといえば，決してそのようなことはなく，当該診療科の中で精神科医のコンサルテーションを受けながらの治療となる．心療歯科も同様である．

そこで明確にしておかなければならないのが，前述の「併存」と「合併」の概念を十分に理解して対応しなければならない．併存疾患は治療可能でこれを行うが，合併は本来の診療科の治療が主となる．

基礎疾患に対する治療スタンスは，「身体的基礎疾患」もほかの診療科の治療まで行わないのと同様「精神的基礎疾患」も精神科領域にまで入り込んではならない．基礎疾患を持つ人に対しては身体的基礎疾患も精神的基礎疾患も同じスタンスで対応しなければならない．

実に多く遭遇するのが，歯科医師は精神科領域の人に対して，精神科的な配慮を必要以上に行ってしまい，治療が難しいといって，歯科医師自身が困難な状況の中に陥ってしまう．歯科で循環器系の相談を受けたら，循環器に行くように勧めるであろう．これと同じと考えてもらいたい．歯科ではこの領域だけが分離できていないことが問題である．

表4-4 禁忌症例

精神科疾患のある患者は矯正歯科治療，補綴治療などのように長期計画での治療は倫理的にも歯科医学的にも可能であっても，救急処置，応急処置にとどめるほうが良い．
精神科の治療ラインに乗せることも困難で，精神科医も困っている身体化障害を発症しやすい，問題のある人格障害には，境界性人格障害，演技性人格障害，反社会性人格障害，自己愛性人格障害などがある．

表4-5 治療適応と禁忌

①身体症状の訴えを治療しても精神症状（病理）は治らない
②身体的基礎疾患のみならず，精神的基礎疾患がある時は治療適応とはならないことがある（精神病理によって起こる歯科疾患症状）
③併存する歯科疾患は治療可能
④歯科医療としては，「やればできる」は適応を考えて行わねばならない
⑤倫理観や使命感だけで医療を行わなず，純粋に医学的治療適応を考える

VI．心療歯科の基礎疾患に対する正しい対応

　心療歯科の日常臨床でみられることだが，「併存」と「合併」の考え方はつねに持っていなければならない．統合失調症の人が，口腔内異常感を訴えたとする場合，口腔内に訴えている症状は口腔内に病理がなければ歯科的な疾患が併存するのではなく，精神科疾患がみせる身体症状の1つであると考えなければならないことがある．

　実際，口腔領域に所見がなければ，精神科疾患の一分症である．これが合併症であり，原疾患の統合失調症が順調にコントロールされなければ，いつまでも口腔症状を訴え，局所的治療で症状は改善されるはずもなく，歯科的には治療適応はないと考えなければならない．

　強迫神経症の人が，「嚙み合わせがおかしい」と言ってきて，歯科的には問題なしとしても，「この嚙み合わせは違う」と主張し，いくら調整しても，また調整すればするほどおかしくなる．これは嚙み合わせのおかしさが併発しているのではなく強迫神経症の1つの身体表現，すなわち合併症であると考えれば，咬合調整をしてはいけないし，精神科治療の適応である．「咬合に関しては歯科的な対応は行いました」と説明し，精神科に戻ってもらうしかないのである．

　しかし，精神科の患者も症状の寛解期や治癒に向かっている時には病気に対する考え方や認識をしっかり持つことができる状態にある．このような状態であれば，病態説明も可能であり，治療対応もできることがある．精神科的な治療の必要な人や，病態説明を理解できる状態ではない人には，治療は精神科の治療が優先される．歯科の心身医学療法の根幹である，病態説明などはその効果を発揮することはできない．精神科治療を心療歯科で行うのは治療適応を逸脱していることになる．ストレス病理からの身体症状，精神症状に対する心身医学的医療が心療歯科の治療適応範囲なのである．

VII．治療適応と禁忌

　治療適応と禁忌（表4-4，5）については，①歯科的な治療を行うに際しての禁忌と，②心療歯科での治療の禁忌がある．歯科治療を行う際の禁忌は精神科疾患を持っている人である．歯科の治療ラインに乗せることが困難な症例は，精神科医も困っている人格障害の人たちである．この人たちが治療上所見のない時は，それ以上のことを言われても治療はしてはならないのである．

　例えば「やぶの歯医者」と言いふらすと脅かされても，また何といわれても，治療対応はしてはならない．技術的には治療可能であるとしても（救急処置，応急処置はできても），一般論理から逸脱した人に，倫理観からの医療技術の提供は可能であっても

行ってはならないのである.

　症状を発症している，そこに，本当の身体病理がない時は手を下してはならない．身体化障害を発症しやすい問題のある人格障害は，「境界性人格障害」「演技性人格障害」「反社会性人格障害」などである．このような患者に遭遇した時，歯科医師の治療，技術が悪いのではなく，患者の精神病理に問題がある場合がほとんどなのである．

1．歯科治療を行うに際しての禁忌

　歯科的な治療を行うに際して，精神的な基礎疾患がある時には治療禁忌となる．これは身体症状が精神疾患の一分症である時，歯科治療は行っても，治療が精神疾患まで改善することはなく，本来の精神疾患の治療を優先しなければならない．歯科治療の禁忌ということになるが，症状が起こっている背景に精神科疾患があれば，精神科疾患の一分症で，身体的に所見がないので，治療対象にはならない．

　精神疾患に併存する病気は治療対象となることは述べたとおりで，精神疾患からの発症は禁忌である．精神科的な基礎疾患のある症例に対する基本的な考え方として，基礎疾患のある人にはその治療のインディケーションを決めなければならない．

　歯科医療には短期治療と長期計画治療がある．短期治療の中には，う蝕による痛みに対する治療や充填治療，中期治療としては歯髄の治療後や抜歯後に引き続いて行う義歯の製作など，さらに長期治療は義歯のほかに，インプラント治療，もっとも問題になるのは矯正歯科で行われる治療である．これは治療の性質上問題を起こすとそれが複雑化する．歯列全体の移動を考えると，1～3年程度は治療にかかると考えておく必要があるが，この間に精神的な治療を行う必要がある人や，現に行っている人がどのような変化を起こすかは精神科の診断・治療とその予測をうかがわなければならない．

　しかし，実状は精神科の診断を仰ぐまでもなく治療に入っていることがしばしば見受けられる．精神科との接点でもっとも重要な点なのである．すなわち，この時に精神科的な診断が，しっかりできていなければならない．心療歯科での治療適応の可否について，精神科領域の人が含まれているケースがあることに注意しなければならない．

　精神科領域の問題を抱え，日常診療で遭遇する症例には神経症（対人恐怖，強迫神経症），うつ病，躁うつ病，仮面うつ病，総合失調症，セネストパチー，オーラルディスキネジー，人格障害（境界性人格障害，自己愛性人格障害，反社会性人格障害）などが挙げられるが，これら基礎疾患を考える時，この基礎疾患を持っている人たちを歯科の中・長期治療のラインに乗せることを防ぐ方策が課題となろう．今後精神科とどのように協力していくかを考えていかなければならない．

2．心療歯科での治療の禁忌

　心療科での禁忌は精神科疾患である．「心」すなわち「脳」に関する治療を行う心療科と言えども，精神科疾患は精神科で治療を行わなければならない．歯科医師がメジャーの向精神薬を使用することは，診断そのものが精神科疾患であるということになる．歯科医師が精神科の診断のついた，精神疾患の薬物療法を行うことは治療の逸脱になる．

　精神病理からの精神疾患とされる精神科治療を必要とされる統合失調症や強迫神経症，大うつ病，非定型精神病，人格障害などを積極的に治療するようなことはあってはならない．難渋するのは混入してくる境界性などの人格障害の患者であり，これらの患者をどのようにセレクトするかが問題であろう．

　神経症の中にはCMIで正常圏の人が森田神経症で捉えると半分が森田神経症であることを筆者らは報告したが，歯科医療の中での神経症は治療において，精神科の薬物療法より力動精神医学の精神科治療が有効であるとの感覚を持っている．

　精神的疾患が薬物療法に反応し，その効果が明らかな疾患に対しては薬物療法が有効であるが，神経症や医原病で起こった心身症，神経症，うつ状態などは薬物療法だけでは改善されず，ここでは病態説明と心理療法が大きく治療部分を占めている．

　歯科領域のいわゆる心身症，神経症は，その病理

表 4-6　心療歯科の治療適応と限界

①治る心身症	身体症状に対する病態理解ができる
	症状に過剰な反応をしない
②治りにくい神経症	症状に対する過剰な反応と自己診断を行う病理の深い神経症
	治療が難しい人格障害（ボーダーライン）

が精神科的な病理ではないことがほとんどであるように思われる．すなわち，その中には医原病がある．これは歯科医療領域内で解決できる問題のはずである．心療歯科とはこの役割を負うべく，精神科ではないことを自覚しなければならない．

Ⅷ．精神科疾患の除外

上述したように，精神科疾患の除外を行うに際しては，精神科的な病気を把握し，精神科での陪席などが必要かと思われる．経験的に精神病圏の人を鑑別することはできるようになるとは思われるが，これに対する対応，明確な診断などは行われるとは限らない．必要なのは，精神科疾患をいかに除外できるかが心療歯科の実力といっても過言ではないであろう．散見されるのが，精神科的に問題があることがわかっていながら，患者を除外することができないことである．しかし，これは心療歯科であれば，行わなければならない作業なのである．ただ治療と称していつまでもかかわってしまうことは，解消しなければならない．

ただし，寛解期にはこの限りにあらずという人もおり，病態説明を理解できる状態にある人もいる．したがって，寛解という概念をしっかり身につけておく必要がある．治療的診断の1つとしての病態説明が行われる中で，自分の病態について理解ができる人は症状の改善につながることもある．精神科での精神科治療を行いながら，身体症状に対しては病態説明で対応し，症状不安に対しての支えを行うことは可能である．中には次第に病態理解に向いてくる人がいて，心理教育的効果が期待できる人もいる．

このように精神病圏の人，神経症レベルで精神科治療を行うほどの状態ではない人，また心身症（広義の）であったりする人の鑑別には，病態説明の理解度による診断が重要な治療的診断の一手段なのである．精神病理からの身体症状を発症している人に対して，心身医学的対応を行っても症状改善にはつながらない．患者も無駄に引き回されて，治療者は治療に疲弊していくという悪い治療の流れができてしまう．したがって精神病圏の除外診断とその対応には習熟していなければならない．

Ⅸ．心療歯科の治療限界

心療歯科において，精神科疾患を除外すれば，いわゆる心身症や神経症の治療が順調にいくかといえばそれほど簡単ではない．「治る心身症」「治りにくい神経症」がある（表4-6）．何と言っても，心療歯科での治療限界は精神病理の深さ，あるいはストレス病理の深さによる．ストレス病理と思われていた人も，実は強迫神経症の人であったりすることがある．この強迫観念の強さが前面に出ることなく，軽度の身体症状として訴えていたものが，時間の経過とともにその性格的背景が大きく前面に出てくることがある．つまり，心理テストで，強迫傾向は得点としては高いことがあっても，診察時の会話の中にはそれほど病的な強迫を持っていることを感じさせないことがあるのである．

強迫神経症は完全に精神科の治療対象であり，この人たちの身体症状に対する訴えを軽減することは多少できても，基礎疾患である強迫神経症の治療までには及ばない．これは精神科での治療依頼となるのが本来であるが，現実には，このような患者は心療歯科には散見されるのである．それは口腔領域の身体症状をもって執拗に訴えてくることがある．しかし，強迫性格，強迫神経症とわかれば，心身医学的対応も，治療目標も決まる．

治る心身症は身体症状に対する病態理解ができ

る，症状に過剰な反応をしない，病態理解も心理・社会的な背景に気付きがみられ，ストレス対応で症状が軽減あるいは消退していく．

治りにくい神経症は精神症状のほうが前面に出て，症状に対する過剰な反応と自己診断，自己診察は絶えることがない．いかに病態を理解させ，少しでも症状軽減にもっていくかが治療の課題である．これは第5章で述べる治療目標の設定にかかわる問題である．症状を完全に取り除きたいという欲求を，目標を下げることで日常生活の質を高めようという合意を得て，治療に向かう．

病理の深い神経症の人たちが，心療歯科や一般歯科診療の中で診療施設を巡り歩いている．たまたま治療関係を持たざるを得なくなった時にどこまでかかわるかが，治療の中で決定されなければならない．漫然とやることは治療者の疲弊を招くこととなる．

精神病理の深い神経症圏の人たちには，「決して深入りしない」「不可逆的な処置を行わない」「治療のラインに乗せない」「身体症状として本当に治療が必要でなければ，手を付けない」ことを前提として，治療者として，できることは歯科医学的に行い（正しいと考えられるところまで），それ以上の患者要求などには応じてはならない．患者には厳しい言葉を投げかけられても，これには反応しない姿勢が必要である．

第5章

診断・治療の基本と手順およびは精神科疾患

I．心身医学の診断法

1．治療的診断，除外診断，積極的診断の3つが並行して行われる

　診断を行うに際しては，積極的診断や除外診断，治療的診断が行われる．どれも単独に行われているとは限らず重なりがある．また1つの診断法だけで疾患を追っていくと，まったく違った病理が出てきたりすることがある．慢性の顔面痛，前頭部痛で悩まされていた患者が，歯科・口腔外科，耳鼻咽喉科，脳神経外科，神経内科を受診して慢性の顔面痛と頭痛ということで心因性の可能性ありか，心因性の診断が下っていたことがある．

　身体病理を追うことをすべての診療科でやめてしまった．積極的診断が中止しされてしまい，心因性である可能性が高いと，治療的診断が行われたということになる．この間，脳外科，神経内科，耳鼻咽喉科，歯科・口腔外科と回ったことは，除外診断を行ったようなものであり，このような診断法の重なりはつねにある．この患者は結局，術後性頬部囊胞が眼窩邸の奥の方，骨壁の厚い部分に内包された，囊胞であったことから，変化が現れるまで時間を要したわけであって，時間の経過も手伝って診断がついた例である．

　無事手術を終えて症状が改善されすっきりした患者は心因性の疑いが払拭され，症状の消失もさることながら，「気の持ちようである」とか，「気のせい」と言われ，頭痛に悩まされた数年間の疑いからの解放が嬉しかったようである．

2．治療的診断

　外科や内科などでの診断・治療では，治療に際しては診断がついて治療を始めることは基本であるが，身体医学はいろいろな検査を施行して，その結果診断がつくと治療は行えるが，精神科や心療内科，心療科，特に口腔領域の診療では，検査，医療面接を行ったら，すぐに診断が下せるかと言えば，診断を下すのには困難なことが多い．

　一般には身体医学の血液検査や，CT，MRI，超音波診断などで，病気がどこに存在するか，どのような機能障害を起こしているかなどについて，比較的短時日に答えが出されている．

　ところが心療内科，心療科，特に心療歯科では身体的な問題の検討と，精神的な背景の検討を行う必要があり，これには時間を要する．検査で即結果が出ることは難しい．

　治療を行っていく中で，身体的な異常のないことをまず確認することは不可欠である．その後，心の中の状態に関与する，心理・社会的な背景を検索し

81

表5-1　病態説明を行う際の条件

①発症している症状には身体医学的な病理がないこと
②症状について身体病とは違うものであることを，本来の身体病の説明をもって行う（※これが歯科医師でなければできないことである）
③心身相関によって起こる身体症状があること
④心理・社会的なストレスとなるような日常の慢性ストレス，あるいはライフイベントがあるかどうかを検討する
⑤うつ状態であったり，神経症傾向が強く症状に捉えられて不安がはずれにくい時，薬物療法にて病理理解ができる状態までレベルを上げることが必要であることを理解してもらう．したがって，補助的に薬物療法を行うことを理解してもらい，抗うつ薬あるいは抗不安薬などの投薬を行う
⑥治療目標を立てる．すなわち症状は完全になくなることもあるが，日常生活に支障がない程度に軽減されるところまでもっていくことを契約とする

ていくには，患者自身の申告だけでは診断につながらないことがある．

心の機構は複雑で，患者にとっては言いたくないこと，聴いてもらいたくないことがあったりすれば，治療者側が知りたい部分を開示してくれない場合がある．心身症か神経症か，どのようなことを契機に発症しているかなどの診断により，病理となっている部分へのアプローチが異なってくる．このように治療経過の中で診断をつけていくことがある．

3．除外診断

心療歯科は精神科ではないので，まず大切なことは精神科疾患を除外する姿勢がなければならない．除外診断は日常的に行われる重要な技法である．除外診断ができるようになるには，精神科での陪席や心療内科での研修も必要である．除外すべき疾患の症状や病態がわからなければならない．

心療歯科内だけで，独自の診断を行っていても，本当の精神疾患に遭遇しないと，診断が困難である．どの程度までを疾患とみるか，あるいは正常とするかを精神科的な診療の中で勉強することも必要であろう．

4．積極的診断

身体医学における身体病は，ほとんどがこの診断法で，異常所見や異常値を検索して，そのどれが，どのような病気に該当するのか診断を進めていく．おおよその診断すべき疾患を想定して検査を進めていく．

歯科心身医学，心療歯科では積極的診断はもちろん行うが，積極的に診断しようと，いろいろと働きかけることで，最初に想定していた疾患ではなく，これに併存する疾患や，合併する疾患が出現してくることがある．

歯科医療の中で歯科治療が恐ろしく，いわゆる歯科恐怖症として，診断・治療に取り組もうとしたところ，広場恐怖があったり，うつ状態があったりして，症状を多彩にしていることがある．したがって診断名をいくつかつけなければならなくなる．心療科では，このようにいくつかの疾患の併存していることが多い．神経症単独，心身症単独である場合には積極的診断においても，単独疾患と考えられる時は良いが，つねに併存も考えておかなければならない．

II．治療適応は「病態説明」の理解度から決める

1．病態説明の必要性

これまでに何度か出現した「病態説明」の必要性，方法，また効果について述べる（表5-1）．歯科・口腔外科領域でのいわゆる心身症，神経症の人たちは，治療適応を決めるに際して，発症背景や精神的にどの領域からの発症であるかなど多軸評定で診ていくと，臨床像が浮かび上がってくる．例えば，神経症

圏からの身体症状の訴えの場合，症状の発症は，歯科治療がきっかけである．精神的な基礎疾患としては強迫傾向，うつ状態があり，心理・社会的な背景にはストレスとなる要因がある．

このような症例に対して，治療アプローチをいかにするか．精神病圏ではないことが診断され，精神病は除外された領域の人たちは，心身相関，心身交互作用の説明もさることながら，その病態が，この心身相関や，心身交互作用をどのように起こしているか，身体的な症状はなぜ起きるか，何も身体所見がなく，何でもないと言われても症状があるのはなぜか，などについて，病態説明が行われる．この理解度に応じた治療経過の予想がつく．

病態説明を行っていく中で，治療適応のレベルがわかるのが，まさに治療的診断の手法なのである．心身医学療法の中の心理療法には受容，傾聴，共感，支持などで，これらの心理療法の手法としては，ほとんど聴き側に立ち患者の話に対して時折，相づちを打ち，共感するという受け身の姿勢が基本になっており，積極的な治療者からの病態説明は行われることは述べられていない．

しかし，この病態説明は積極的な治療なのである．病気の認知を変えることにあるとも考えられる．認知療法の1つとも言える．病態説明は歯科心身医療，心療歯科の中では治療の根幹をなすものであるといえよう．この病態説明については心身医学療法の中では積極的に行うことを述べていないが，歯科心身医学の中では欠かすことができない手法なのである．

精神病理のある患者ではなく，病態の認識に歪みのある人がおり，この修正と新たな病態の理解を目指す．したがって，歯科・口腔医療は病態説明を理解できる人を対象とするのである．あくまでも精神病理からの精神科的治療を要するような疾患は除外しなければならないのである．

「心身症，神経症圏の人で病態説明が理解できることが，治療適応を決定するにあたっての大きな条件」なのである．病態説明を理解できない人を，受容して，傾聴，共感，支持してもその過程の中に無理が出てくる．患者の訴える受容しがたい症状説明を，傾聴することは治療者が治療に慣れていないと，いつまでたっても話を終わらせることができなくなる．

よく「2時間半も患者の話を聴いてあげた」との話を聞くが，これが心身医学的治療につながるかと言えば，これは労多くして，成果なしなのである．精神病理を持った人の話はいくら聴いても治療にはならない．どこかで診療の時間を切り上げることが必要である．精神科治療を行っているわけではないことを自覚しなければならない．精神科疾患の除外はつねに心がけておかなければならない．

精神科領域の知識も必要であるが，頭頸部領域の診療科の疾患についても，特に頭頸部にみられる隣接診療科の症状，症候学については知識を持っていることが望まれる．頭頸部領域の正常範囲の症状や疾患領域までの症状，心身症として発症する疾患は第2章で述べたとおりである．歯科的な知識だけでは対応できないものがあり，これらの症候はある程度は知識として持っていることが望まれる．

2．病態説明と病態説明の手順

身体症状を訴えて，受診した患者に，「何でもありません」「心配のしすぎです」「気のせいです」は通用しない．また禁句なのである．症状があるのに何でもないと言われて患者は納得するであろうか．この答えに納得できないので，患者において「ドクターショッピング」が起こるのである．「症状がある以上，何かがあるのです」「そこには必ず原因があります」と症状に対する原因の検索をする姿勢を取る．発症している身体症状には，身体医学的には問題がないこと，本来の身体疾患で出る病態と比較して説明を行い，口腔領域の疾患は，義歯や抜歯後や，歯痛など，これについての本来の身体的病理から起こる症状と，心身相関でも起こる症状について説明をする．

身体所見がなくても身体症状の出る病気があることを説明し，心身相関と心身交互作用の話などを行う．これが「あなたに起こっていることである」と

断言するのではなく，このようなことが起こることがあると説明する．

このような心身相関を起こす背景には心理・社会的なストレスが負荷となっていることがあり，急性のストレス，慢性のストレスがあるが，特に慢性のストレスはデイリーハッスルといわれるくらい，ほとんど感じない，あるいは意識できないことがある．面接の中でその背景を探るべく話を仕向けることがあるが，防衛して「まったくそんなことはありません」と言い張る人もいる．しかし，ある時患者のほうから突然ストレスとなっているであろうと思われる問題に触れることがある．そこまでの時間はまちまちである．

このような病態説明を行っていくうえで，精神的な基礎疾患として，うつ状態であったり，神経症傾向が強く，また不安が強かったりすれば，病態説明の理解度が落ちている．したがって，病態説明の理解度を上げるために，薬物療法を用いてレベルを上げるのである．そして精神的に安定した状態で病態の理解を進めることで，病気に対する認知が変わり，新たなる病気認知の理解が起こるように，補助的に薬物療法を行うことを理解してもらう．それには抗不安薬や抗うつ剤を使用する．

このように病態説明を進め病気の理解をしてもらい，精神的な安定を図るために行う薬物療法は，抗うつ薬で「うつ」を治療するというより，「うつ状態」を良くするということである．環境因で起こっているような「抑うつ神経症」「うつ状態」が薬物療法で治るかといえば，薬量を増やしても治らないのが現状である．

したがって，治すためより病態の理解と精神的な安定を図るための補助手段としての薬物投与となる．このような理解をしてもらうためには，症状は完全に取れるのではなく，日常生活で支障のない程度に軽減されることを目標とする．

これは心身相関で起こっている症状については心身交互作用もあり，この作用が少なくなることが，症状改善につながることを理解してもらう．このように病態説明が治療の主体をなしている．つまり患者において症状を発症させたり増強させたり，軽減させたりする状況を理解させることで，症状コントロールが可能となる．この症状コントロールのためのサポートを行っているのが心身医学的医療である．

3．病態説明の理解度

心療歯科における治療上重要な鍵は「病態説明」である．病態説明の基本は身体症状が身体的な病理からではなく心身ともにストレスなどで疲弊した状態から発症している身体症状か，精神病理からの発症かを診断しなければならない．またこの状況を症状，その病態に関連づけて患者に還元しなければならない．病態説明の理解度は「正常圏」の人は病態説明を理解して，病態がわかれば症状に反応することもなく，症状も消退していく．「問題ありません」と言う保証を受けることで，症状については気にすることもなく，また症状消失が起こる．

「心身症圏」の人は病態説明に対して比較的理解は良く，心身相関，心身交互作用の話しなどには理解を示し，身体症状発症の原因となっている問題や可能性のあるいくつかの心理・社会的な因子について考える姿勢がある．したがって，これらに対する対応（ストレス対応）などで出ている身体症状の理解が深まり，病気に対する認識が変わることで症状軽減あるいは消失につながる．

なお心身症圏の人はあまり自分からは多くを語らない．話の探りを入れるために聞き出すと意外とそのようなことはないと否定してくることが多い．いわゆるアレキシサイミア的な人たちである．話の内容や生活歴から，患者が背負っている慢性ストレスが見え隠れしている時に，すぐにこれに触れても，現状ではその問題はストレスにはなっていないことを述べ，身体症状には何か身体病理があるのではという気持ちをつねに持っている．

「神経症圏」の人は病態説明をよく聴くが，その症状についての分析や，ほかの病気との関連，実際自分の病気はこれからどのような経過をたどるのか，治療は早く行わなければならないか，悪性化す

るものであるかなど，その質問内容は専門的に自分で調べてきている人もいる．それゆえ，これに対応できる程度の治療姿勢が必要である．話を患者側のペースでもって行かれないようにしなければならない．神経症圏の人は自分の病気症状について受け入れてもらえたと思うと一気に多くの症状や，また聞き出さなくとも，際限なくさまざまな問題が出てくる．これらを取り上げていると話は尽きない．しかしいつまでこの話の受け入れをやっていても一度の診察ですべてが終わるわけでもない．

　神経症圏の人の病態説明の受け入れは，受け入れてはいるが，それでもこの症状はどうして出るか，どのようにしたらなくなるかなどの質問が執拗に繰り返される．このような質問には，誰もが疲労してしまうであろう．これに対して病態説明で対応するのである．「心理教育効果」がここにある．繰り返し行われる病態説明が，その効果を出すとともに，このように症状に対して治療を受け入れているという治療者への信頼度が，病気不安からの解放，軽減につながっているのである．そこには力動精神医学，精神分析などの用語である治療上有効に働く「転移」（第1章参照）という現象も働いていることがある．これを上手く利用している時もある．

　治療者によってはこの「転移」という現象を知らずに，患者に信頼され，慕われているという解釈をする人もいる．しかし心身医学的治療を行う時はこの転移現象は良く知っておかなければならない．

　「精神病圏」の人に対する病態説明は説明が受け入れられて，治療効果を現す時と，まったく受け入れられない状況がある．精神病理からの身体症状の訴えは，病態説明の理解をしてもらえない．病態説明が受け入れられるのは，精神科での治療が行われていて，寛解期の状態にある時である．

　精神科的な治療を受けつつも身体症状を出して，心療歯科や，一般歯科を受診して来る時は，単なる口腔領域の病態説明や処置で解決がつくような症状発症ではない．この場合精神科医にその旨を告げ，身体症状は精神科からの問題であることを伝えることである．

　このような患者は精神科からよく診療依頼で回されてくるが，心療歯科や歯科でも治療の手段はないことを理解しておかなければならない．

4．歯科領域の病態説明ができなければならない時

　歯科医療の特殊性，治療構造の特殊性から，歯科医療が行われることで，心身症や神経症の発症があることを述べたが（第2章参照），この治療過程で起こった心身医学的な病態は歯科医療を行うに際してインフォームド・コンセントの機能が十分に働かなかった時に起こる．治療過程でどんな問題がストレスとなったかを聞き出さなければならない．いわゆる「治療ストレス」の問題は治療を理解している治療者でなければ対応できない．

　これが歯科治療において心身症や神経症を発症した人が心療内科や精神科に受診依頼されても，解決にはならない大きな問題なのである．歯科を知らない人が病態説明をすることはできないのである．この歯科治療において起こった問題は病態説明のできない心療内科や精神科では治療効果は上がらない．

　ストレスとなるような心理・社会的背景があった時に起こりやすいことは，歯科治療をきっかけに歯科領域に症状発症が起こると言うことである．したがって歯科治療自体が問題ではなく，症状は治療を行っているところに集中する．「この症状さえなければ今の日常の辛さも解消するはず」と患者は信じている．ここには心身交互作用による症状が持続する．

　このように身体症状や精神症状が出ることについて病態説明をして，理解してもらうのである．そこで，発症が医原病の可能性がある時は，行われた歯科治療の間違いなどに言及するのではなく，客観的な歯科的な説明で状態を理解してもらうことである．この問題を検討し，理解してもらうにも不可欠なのが歯科領域の知識であり，歯科医師にしかできないところである．

　精神病理のあるものについては，寛解期であればともかく，病態説明を行っても理解は困難なことが

表5-2 原因治療と結果治療

原因治療	心理療法を基本に，ストレス対応と対処，緊張からの解放，うつ状態の改善などの薬物療法，生活改善
結果治療	薬物療法，理学療法，気功，ヨガなどの呼吸法の修得．対症療法的に効果があれば，リラクゼーションに関しての方法を採り入れる

多く，徒労に終わる．特に人格障害の人たちは，疾患としては精神科領域の治療を必要とされるが，歯科治療関連であることから歯科を受診する．人格障害に対する対応は，歯科のみならずほかの診療科でも苦慮している．

Ⅲ．原因治療と結果治療を知る

心身医学の臨床における心療科，心療歯科としては，治療は身体医学のように病理追求と，病理に対する治療が行われるのとは違うということを理解しておかなければならない．身体医学の中にも原因治療だけでなく結果治療だけを行っている時もある．カゼ症候群がその例である．

カゼは熱，咳，倦怠感，鼻水，消化管症状など諸症状を発症するが，これに対する治療は，解熱剤，抗アレルギー剤，胃腸薬などが投薬される．さらに合併症予防のために抗菌剤が加わったりする．これらはすべて症状治療である．熱に対する解熱剤はカゼの治療ではないことを考えると，これと同じことが行われることがある．

顎関節様症状が出現した時，これがストレス病理からの筋緊張で起こったものであれば，その原因はストレッサーによって引き起こされたストレス反応であることから，原因は身体外にあり，さらにこれを受ける個人にある．したがって筋緊張の結果として起こった噛みしめや，咬合などにスプリントなどでの治療対応はストレスの結果起こった身体症状に対しての治療であり，結果治療なのである．

これに対して，この結果を引き起こした原因に対する治療が原因治療ということになる．ストレッサーに対する対策とこれを受ける個人の対応法，対処の仕方（ストレスコーピング）を検討しなければならない．これが種々の心理療法であり，認知療法，認知行動療法，自律訓練法であったりする．

具体的には原因治療がストレスコーピングであり，環境調整である．起こってしまった身体症状は結果であるからこの治療に対しては，リラクゼーションやマッサージがあり，鍼治療，ヨガ，気功などと多くの対処法がある．

また薬物療法は原因治療にも結果治療にも用いられる．原因治療としてはうつ傾向の人，神経症傾向の人などに対しての薬物療法は治療上補助的に用いることは既述したが，病態の理解に障害となるようなうつ気分や気になって仕方がないというような神経症的な症状に対しての軽減を図り，いかに病態が理解できるかを効率良く行えるようにするのが補助的な薬物療法である．病気に対する認知の修正を行うことで，症状は改善していくため，病気の認識の明確化，病気あるいは病状を理解させることは治療の重要な部分なのである．

症状は結果である．その症状を出しているものは生活を取り巻く身体への社会的な刺激（ストレス）であり，これを受けてからの心理的ストレスである．これが心理・社会的なストレスというわけである．原因治療とは症状を出すような刺激となるものが身体の外と脳の中にあり，これに対応するのが原因療法である．

身体症状はストレスを受け，これに対する反応すなわち結果として出てきたものである．身体医学ではこの身体症状に治療を行うので根治療法とはなっていない．これは対症療法である．

「原因治療」としては心理療法を基本に，ストレス対応と対処，緊張からの解放，うつ状態の改善などの薬物療法，生活改善があり，「結果治療」としては，リラクゼーションを得るために理学療法，気功，ヨガなどの呼吸法の修得がある（表5-2）．

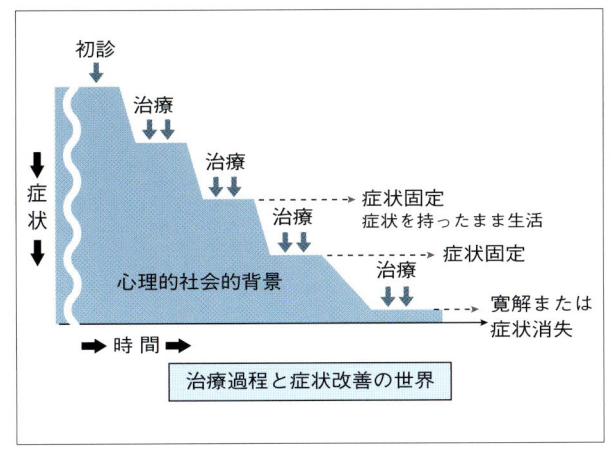

図5-1 心理・社会的背景の変化により，症状の改善をみる．時間軸を症状改善の要素に入れる．ただし症状改善には限界があることを受け入れてもらわなければならない．

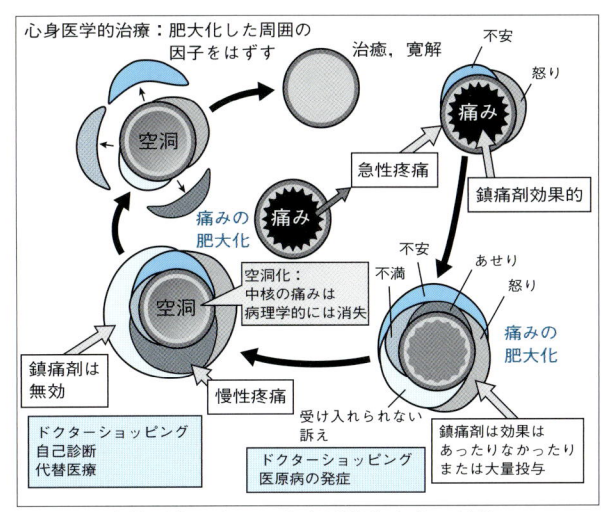

図5-2 歯科医療の中での心身医学的疼痛の仮説．

Ⅳ．治療目標の決定

1．治療時の取り決め

①治療を始める前に，治療ついては，50％は患者自身が，50％は医療者が治療協力すること．②症状を外在化して，これがなぜ起こるか治療者と患者の間で検討する．③精神病理があると考えられる時は，治療限界を述べ，これが理解されなければ身体医学的な問題では解決がつかないので，精神科的な治療も必要があることを告げること．

2．治療目標とその決定

症状を完全に取ることではなく，日常生活において障害とならない程度か，あってもほとんど気にならない程度にする．心理・社会的な背景がすべて取り除かれることはなく，日常的にこれらとともに生きるということから，その対処法が鍵となり，症状は時間とともに軽減されるか，症状としては固定されていくことになる．しかし，患者にはいつかは消えることもあるとの希望は持たせるべきである（図5-1）．

治療目標の設定というと，治療は治すことであると考えるのが一般的で身体医学的にはそのように教育されてきている．まして歯科治療においては治療をすれば治るという，治療即治癒につながるという治療姿勢は歯科治療の中のみならず教育の中にもある．しかし，この教育と治療の中で受け継がれてきた「やれば治る」という考えが，歯科医療の中で混乱をきたしてしまった結果が心身医学的治療対象なのである．

心身医学的治療では完全治癒を求めてはいない．したがって，一番の目標は日常生活において障害とならない程度の改善が得られれば，これで症状寛解とし，症状とともに生活をする．症状に支配されない状態におかれれば治療は終了あるいは長期間の経過観察という方向へ導いていく．治療のテクニックとしては患者を治療ラインからはずさないことにある．いつでも治療の受け入れの用意はあることを伝えなければならない．これは重要な治療技術なのである．

Ⅴ．歯科治療の中で起こる疼痛の心身医学的変化

急性の疼痛から慢性疼痛への移行は心身医学的な立場から考察すれば，外科系の医療では，急性から慢性への疼痛の移行についての考え方の仮説を立てて考えてみる．歯科医療の現状では，臨床における診断・治療で次のようなことが観察されている．

図5-2にみられるように，急性疼痛として歯髄炎が起こったとする，これに対して歯科的な処置を行うであろう．この歯科処置は歯科医師であれば誰もが行う．行った治療が歯科的には適切であっても，患者の背景に精神的な状態が不安定であったり，心

身症状態であったり，うつ状態が存在すると，この処置に反応して，疼痛に敏感になったりする．さらに歯科処置に不信感を抱いたり，不安があったりすると，疼痛処置は行われたにもかかわらず，疼痛が消退していかないことがある．

図5-2の説明でその疼痛の変化をみてみると，はじめの疼痛の発症には病理があることが明らかで，これに対する処置を行う．その後痛みが急性期よりも軽減されるが，依然として残っている状態にある．この時期には疼痛の訴えに対して，鎮痛剤を投与する．この時期は鎮痛効果があり，経過をみることになる．しかし痛みが鎮痛剤を使用しないと取れないことから，不信感と不安感などが出る．これは精神的な背景にストレスなどによる心身症状態であったり，神経症状態になっているとこの疼痛症状は増幅される．

鎮痛剤の使用回数が増えたり，強い薬剤を使用したりするようになると，痛みは取れにくくなる，これより治療に対する不満，不信，怒り，焦り，辛さなどが少しずつ膨らみ始める．このため治療施設を変えるいわゆるドクターショッピングを行う人もいる．

ドクターショッピングを始める頃には，精神症状が全面に出てきて，身体症状の疼痛と一緒になる．これまで炎症が残存したりして治療を遅らせていたかもしれない状態はこの時期には病理学的にも問題のない時期にきていると考えられ，身体病理による疼痛は起こることはないと考えられる．したがって，鎮痛剤も効果なく，量が増えるだけである．これに対する治療は身体医学的な治療ではなく，心身医学的治療を行うことで，症状は軽減，寛解，あるいは消失まで持っていくことは可能な場合がある．

このように身体病理のなくなった状態でも疼痛は残存し続ける．これが歯科における急性疼痛から移行した慢性疼痛の形であろうと思われる．もちろん，最初から身体的な外科的侵襲がなくとも，病理が明確にならないままに疼痛を持続する慢性疼痛もあるが，歯科領域では歯科医療を契機に起こり，慢性化した疼痛は歯科的なアプローチでは症状は改善されることは困難となる．さらに歯科治療の継続で症状が増悪することさえある．以上のように，疼痛がいつまでも継続するような時は，心身医学的な治療も考慮する必要がある．次に症例を示す．

患者

42歳の女性（金融関係窓口業務）．

主訴

 7 の痛み，右顎角部，頸部の痛み，頭痛，不眠．

現病歴

平成×年6月上旬の頃より，時々右の上顎臼歯部に痛みが出現することがあった．痛みがなくなる時もあったので，そのまま様子をみていた．7月に入って痛みが消えなくなったので，A歯科医院を受診，隣接面う蝕を指摘され，これに対して充填治療を行った．しかしその後も痛みが出現することがあり，歯科医師より様子をみるように言われたが，痛みが強くなる時があるので神経を取ってもらいたいとの希望が強く述べられた．そこで患者の要求に応えて，抜髄を行うことになった．

抜髄にて根管充填を行った．処置後は症状軽減した日が2，3日あったが，その後はまた同じような疼痛に見舞われた．疼痛が取れないのは歯科治療に問題があるのではと考え，B歯科医院を受診，ここでは歯科処置に問題はありませんと言うことで，歯科処置は行わずに，鎮痛剤で経過観察を行った．しかし症状は改善されず，なぜこの歯の痛みが取れないのか，何かほかに問題でもあるのではと，C歯科医院を受診，ここで再根管充填を行ったが，症状が強く出たために，解放根管とした．こうして感染根管として治療が2ヵ月ほど行われたが，改善されず，某大学の歯科・口腔外科を受診した．

診察の結果はエックス線学的診断で多少上顎洞に影があるかなと言う歯科医師の言葉に，もしかして耳鼻科的な問題があるのかと不安になった．しかし耳鼻科的にも歯科的にも問題はないであろうと説明された．そうなると，この痛みがどこからきているのか，今までの治療は何だったか．症状があるのに何でもないとはどういうことであろうかと治療に対

する，不安，不満，怒り，辛さなどが大きく膨らんでいった．歯科・口腔外科より当院の口腔外科を受診しここより，当科の受診を勧められ，受診となった．

生活歴と生活背景

仕事は金融関係で，たまたま窓口業務を行うようになって1年になるが，窓口業務の前は客に接しない事務的な仕事を行っていた．窓口業務になってから，この半年ぐらい前より，何となく体調が悪く，疲れやすい，眠りが悪いことから精査を希望して内科を受診した．身体症状のいくつかを述べると，自律神経失調症と言われ抗不安薬を投与された．

窓口業務は自分には合っていないように思われ，いつも元の業務に戻りたいと考えていた．この頃より肩こりや頭痛が起こるようになっていた．同時に右上顎の歯痛が起こるようになっていた．

治療と経過

歯科医院と，大学の口腔外科を回り当科の受診となった．これまでの治療と症状発症前後の生活背景などについて検索を行い，歯科治療は型どおり行われ問題はなかったが，治療者と痛みについて，治療しても取れないことの説明が十分に行われていない，ここで医療者不信や不安が出た．

歯科治療は適切に行われたにもかかわらず，この治療をきっかけに，急性疼痛として発症したものが慢性に移行したと考えられる．これにはベースにあったストレスによるうつ気分や，体調不良を訴える心身症状態にあったことがうかがえる．この状態も改善されることなく継続し，心身交互作用による症状の増幅がみられたと解釈し，薬物療法（抗不安薬，抗うつ薬など），心理療法などを行った．同時にこれまでの治療における状態につき症状発症との因果関係など病態説明を行うことで，症状に対する理解が得られるようになると少しずつ，痛みも軽減されていった．

歯内治療を行って根管充填も可能であることを納得してもらい，1ヵ月ほどで歯科治療を行った．その結果根管充填もできた．歯科治療を契機に症状発症し，10ヵ月ほど歯科治療を行った．歯科的な治療では疼痛は改善されなかったが，薬物療法と心身医学療法で症状があっても日常生活には支障のない程度まで改善された．

治療に対する評価

このような社会的な背景と心理的な背景がある時には，歯科治療が充填の治療から始まって，抜髄に至るまでの治療経過をたどっても症状改善がみられない時は，歯科医療の中で起こった「治療ストレス」と背景にあるストレス病理からの症状発症が考えられる．

はじめは歯科としての病理があったが，これが痛みの病理のない空洞化した状態となり，この空洞化した病理を治療の過程で，治療ストレスが不安，不満，怒り，辛さなど精神的な問題によって被われるようになると，いかにも疼痛には病理があって起こっているような形を取る．しかし病理はなくなっているため，鎮痛剤はもう効かなくなっている状態になってしまった．実はその周りを取り囲む，精神的な問題が厚くなって，疼痛として感知されている．

これに対して，薬物療法で，精神的な状態を改善しつつ，この病理からは疼痛を起こすような状態が作られることがあることを説明し，理解してもらうことで症状が軽減されていった．治療ストレスにおける修復がなされたことが重要で，これは歯科医師でなければできない治療である．日常生活では環境調整が望ましいが，今のところ期待できないことから，薬物療法をベースに，これに対応する対処法など心理療法を行った．ここでは治療目標がこの疼痛のために日常生活で支障がない程度にすることにおき，治療者が50％支えるから患者自身が50％の自己対応と努力により症状改善が起こることを約束した．なお，この症例を5軸診断でみてみると次のようになる．

第1軸：歯科治療は必要．
第2軸：歯科治療を行ってから発症．
第3軸：精神的基礎疾患として精神病理はなく，ストレス病理によるうつ状態や自律神経失調様の症状あり．
第4軸：心身症圏からの発症と考えられる．

表5-3 歯科・心療科の基本姿勢

①神経症の病態水準の重い人や精神疾患を持つ人は治療対象ではない．精神科での治療対象となる
②治療のインディケーションは正常圏から診れば，病態水準の重い人は除外される
③精神科は診断はつくが，治療法として身体症状を軽減する手段がない．薬物療法だけでは症状改善にはつながらない
④治療は神経症治療ではない．神経症をベースにした身体症状の訴えに対して，病態説明，心理療法で対応する
⑤歯科・口腔領域の病理のない身体症状は，精神科や心療内科で治療が行われても改善されないのは，病態説明ができないことにある．そのためにも歯科にも心療科が必要である
⑥歯科医学的に歯科治療（併存する歯科疾患）の必要な精神科疾患を持つ人はどの領域の歯科治療も精神科医とのコンサルテーション・リエゾン療法が行えるように心がける

第5軸：心身医学療法を行いながら歯科治療を終結させる．

この診断から精神科や心療内科での治療は必要ないし，歯科治療における治療ストレスの修復は歯科医療の中で，第3軸の心理・社会的な背景の対応が治療の中心ではあるが，このためには第1軸，2軸の治療ストレスの修復も考慮しつつ，第5軸の診断に従い，心身医学的な治療を行いながら歯科治療を行わなければならないことが治療の方針となった．

治療目的は歯科治療を終結させることと，日常生活において支障のない程度に改善されることとした．

VI. 神経症と心身症の治療

神経症も心身症も病態説明が基本で，これに対する反応も神経症と心身症では異なる．神経症は性格因がベースにあって，ストレスとの関連で身体症状を訴える．したがって，神経症を治すのではなく，神経症的な性格の持ち主の身体症状をいかに軽くするかにある．これが病態説明の理解度にかかわってくる．心身症は心理・社会的ストレスが自分では自覚できないままでいると許容量を超え，身体症状や精神症状となって現れる．したがって，原因がストレスにあると考えることから，これに対する対処法がまず必要になる．

急性のストレスであったり，慢性のストレスであったりするが，現実のストレス対応にも治療限界がある．ストレス因がすべて解消されることがなく，つねに曝されていれば，これに対しての治療対応とされるストレスの結果の症状に対する対症療法（薬物療法やリラクゼーション療法）は根本的な治療ではなく，いかに良い状態を保つかという考えで，長期にわたる支えが必要になる．このように「支えの医療」を行っていかなければならないと考える．このような患者に対しては治療のスタンスをしっかり持って臨まなければならない．

症状発症の病態に対して，患者に心身相関を理解してもらうのであるが，症状に反応している神経症よりも，身体症状で訴える心身症のほうが病態理解を受け入れやすく，治療ではコントロールしやすいのである．

重要なことは「神経症は身体症状が出ているところが病気なのではなく，身体症状が気になるのが病気である」ことを理解してもらう．「神経症は神経症を治すのではない」．すなわち「神経症の人が発症している身体症状の軽減あるいは消失を図ることが治療である」ことを銘記しておかなければならない．

治りにくいのは神経症の人の身体症状である．いわゆる神経症でも病態理解が可能な人は治療対象であるが，病態説明が理解できない神経症（強迫神経症，不安神経症，心気妄想を持つような神経症）は精神科での治療となることもあり，これは治療対象からはずすようにしなくてはならない（表5-3）．

VII. 歯科医師にしかできない病態説明

ここまで述べてきた中で，口腔頭頸部領域の治療には当該科の専門的な知識が要求される．まして歯科医療は歯科医師にしかできないのである．治療が病態説明をもってその治療の根幹をなす心療歯科の場合は，特にその専門性から他科の診療科医には不

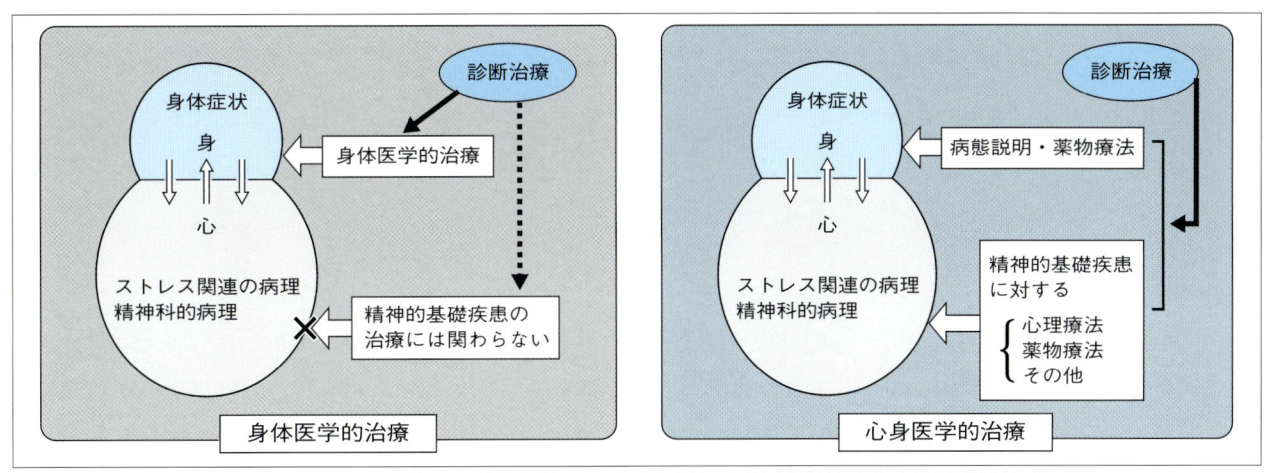

図5-3 身体的・精神的基礎疾患への配慮した身体症状への治療を行う心身医学的治療と身体医学的治療の違い.

可能と考える．実際，心療内科の内科医や，精神科やメンタルクリニックの医師が口腔領域の治療や訴えの病理についての説明を行うことはできないであろう．歯科口腔領域の病態の理解や，病気あるいは症状に対する認知の修正を行うには歯科医師でなければできないことがほとんどである．

Ⅷ. 診断・治療の基本と手順

1. 症状発症の背景を診断しての対応

症状発症が，身体的な問題，すなわち身体病理のない時に行う治療と，実際に身体症状がある時の治療，さらに身体症状に対して心身医学的な背景が症状を増強させたり，難治性の症状にしている時，そこには精神的な背景が存在することを考慮しなければならない．

これは多軸評定の第1軸で，身体症状が実際に治療の必要があるか，身体症状はあるが実際の治療は行う必要があるかどうかを診断する．具体的には心身医学的な背景があると治療が順調に進まない時の歯科治療において心療歯科との連携で治療を行うか，治療者が心身医学的な支えを行いながら治療を進めていくことである．身体所見がないのに身体症状を訴えるこの症状発症の病理には精神科でいう，「心因」「内因」すなわちストレス病理と精神病理のどちらかが，発症背景となっており，これには身体治療は行わない．

第3章で述べたように，発症背景には正常圏，神経症圏，心身症圏，精神病圏があり（表3-7参照），これらの領域からの身体症状メッセージであると考えて，治療適応や治療対応を決める．正常圏の人は身体症状を訴えれば身体症状が存在する．しかし身体症状が存在しない人もいる．それは気になっている人で気になり方は病的ではない．

身体症状に見合う身体所見がある場合は，実際の歯科・口腔外科的治療を行うが，気になっている時にも病態説明で理解ができ，また日常生活の中で，気になることで障害をもたらすこともない場合，このような「気になって仕方がない」状態は正常圏の人では，病態説明で解消できる．

2. 身体症状の治療が必要である時の身体的・精神的基礎疾患を考える

身体症状を発症している時，この症状が治療抵抗にあったり，治療時間がかかったり，愁訴が取れない時，その背後には心身医学的な問題を抱えている時があり，また身体医学的な問題がある時もある．これがいわゆる第4章で述べた基礎疾患で，身体的基礎疾患だけではなく，精神的な基礎疾患もある．

身体症状としての歯科領域の症状が治りにくい時，歯科治療に専念しても症状改善につながらない時，この症状に影響を与えている基礎疾患をも考慮しなくてはならない．すなわち身体的基礎疾患に糖尿病があったとすれば，このコントロールがうまく行っているかを考えないと歯槽膿漏の治療が効果的

に行えないことがあったりする．この場合は身体的基礎疾患への配慮を行わなければならない．

これに対して精神的な基礎疾患はこれまでにも述べてきたように，配慮は行われないことが多いが，ストレスによって心身症状態であったり，うつ状態であったりした時には，この心身症状態になる，うつ状態を作っているその原因について，治療の中に取り込んでいかなければならない．身体症状をはずすには図5-3のように精神的基礎疾患や身体的基礎疾患への配慮あるいは治療が行われることで，身体症状の治療が効果的に行われるわけである．

一般の歯科診療の中で一番多いのは第3章図3-1の形態であると思われる．歯科医師の中から「患者の話を聞いてやれば」「悩みを聴けば治療はうまく行くと」言う声を聞くが，これがまさにこの治療アプローチなのである．すなわち精神的基礎疾患としての，ストレスとなっている日常の話を聞いたりしているうちにそのストレスに対する対応ができるようになり，歯科治療が順調に進むことがあると考える．ストレスが心身交互作用を作り出している可能性があるわけである．このように治療者の中には「心身医学」などと言う言葉を知らなくとも治療対応を行っている人もいる．

3．症状だけで，身体所見がない時のストレス病理からの症状発症

身体症状を訴えるのだが，身体所見がない時は，身体症状はストレス病理からの身体症状である（第3章図3-2参照）．すなわち急性，あるいは慢性のストレスに曝されて心身ともに疲弊した状態は心身症の病態として身体症状を発症する．これが口腔・頭頸部領域に起これば，身体症状があっても原因がわからない状態が起こる．同時に身体的基礎疾患も考慮しておかなければならない．

ストレス病理による，精神科でいう心因性の疾患，身体表現性障害であれば，その原因となるストレスに対する対応がなされなければならない．同時にストレス対応を適切に行えるように薬物療法を併用する．薬物療法に対する考えは，薬物療法だけを行えばストレス対応が可能であり，ストレスによる疾患が治癒するかといえば，そこまで薬物効果は期待できない．薬物治療はあくまでも，ストレス対応が適切にできるようにその補助として用いるものであると考えることも大切である．

例えば，うつ状態の人に，ストレス対応が上手くできるようにするには，まったくのうつ状態で努力しているよりも，薬物の補助でうつ状態を改善して精神的なレベルを上げることで病態の現状の理解度の向上やストレス対応が効率良く行えると考える．

このように薬物療法を補助的に行いストレス対応としての心理療法が用いられて，ストレスによって症状のみが発症している心身症状態や神経症状態は改善されていき，身体症状の改善あるいは消退がみられる．

4．症状だけがあって，身体症状のない精神病理からの症状発症

症状を訴えるが，所見がない．また訴える症状表現は奇異な表現，訴えが執拗，自己診断と治療に対する無理な要望が述べられ，治療対応に苦慮する一群がある．これは症状発症の病理が精神病理にあることから，原因は精神病理である．

これを精神疾患の一分症と考えると（第3章図3-3参照），訴えに対する治療は無駄であるばかりか障害となる可能性がある．問題は治療を行うたびにエスカレートしていくことがある．これに対する治療対応は，精神病理による身体症状であることが確認できれば精神科的な治療が治療適応である．

病態説明の理解度から，正常の反応であるか，症状発症の背景にストレス関連の問題が潜んでいるか，症状に反応して症状についての問題が大きく話題になるか，あるいは自分の病気や病理に固執し，病態説明は受け入れられない人などがいる．このような症状発症背景を診断することが，治療適応を決めることになる．

したがってどの領域からの発症であるかを治療時につねに検討し，治療的診断を行っていかなければならない．

表 5-4　うつ病の患者が訴える精神症状

症状	患者の訴えとみられる症状
抑うつ気分	感動がない，喜怒哀楽の感情がわかない，気分が沈む，めいる，憂うつ，落ち込む，おもしろくない，悲しい，ひとりでに涙が流れる
思考の抑制（制止）	頭の働きが鈍い，決断力が低下，考えが浮かばない，考えが進まない，考えがまとまらない（精気のない話し方で，テンポが遅く，内容も乏しく，返事に時間がかかる）
微小妄想	心気妄想＝ガンにかかった，胃腸がすっかりダメになっている，不治の病気にかかっている，もう助からない 罪業妄想＝過去の些細な過ちを悔やむ，取り返しのつかないことをした，自分を責める，周りに申し訳ない 貧困妄想＝貧乏で入院費が払えない，お金がない，土地や財産を手放さなければならない（このような状況は実際にはない）
精神運動抑制	億劫，気力・やる気が起きない（日常的なことをするのも億劫，寝てばかりいる，何をするのにも時間がかかる）
不安・焦燥	不安である，イライラする，落ちつかない

治療の対象となる人は病態説明を理解する人であって正常圏，心身症圏，神経症圏の人たちである．口腔・顔面領域に愁訴もって受診する人の多くは神経症圏の人たちである．

神経症と心身症の違いは，神経症は「感じている身体症状」に反応している状態であるが，心身症は「身体の症状」で反応している．精神科におけるDSM-ⅣやICD-10の分類にみられる操作的診断では診断はつけられても治療上には立たないのが現状である．

精神科診断としては身体表現性障害，疼痛性障害，心気症などに帰結する．ほとんどが精神科病名をつけることができるが，精神科治療を行うわけではないのである．

Ⅸ．精神科疾患との遭遇と関与

心療歯科では対象疾患の性質上，精神科疾患を持った患者との出会いは避けられない．一般歯科医療の中でも，歯科疾患は精神科疾患を持った患者にも当然起こるので，治療の機会はあり，歯科疾患が併存している時には歯科治療のみを行えば良いが，身体病理のない症状を訴えられた時には，治療の手段がなく，困惑することであろう．

そこで心療歯科における除外診断と，どのようなレベルの人を患者として治療ラインに乗せるのかのある程度の基準が必要かと思われる．なお，詳しい精神科疾患については精神科の成書を参照していただきたい．

1．うつ病とうつ状態

うつ状態患者の80％に身体症状がみられるといわれるくらい，身体病理のない身体症状を訴えてくる時には，その背景にはうつ状態の存在することも想定しなければならない．「仮面うつ病」と言って，うつ病なのであるが身体症状を前面に出し，精神症状があまり認められない状態の人がいる．この状態の人はあたかも器質的疾患があるのと同じような症状を出すことから，諸検査が行われたり，これによって病状がさらに悪化したりすることがあるといわれている．したがって検査などを行っても，症状に見合った所見のない時は，一般科では仮面うつ病を疑う必要があるといわれている．

口腔領域の愁訴をもって来院する人の中にはこの仮面うつ病の人も入ってくる．仮面うつの臨床像は，自律神経失調症様の症状を出していることが多い．心療歯科などではうつ病であるこの仮面うつ病を診断して治療することは難しく，疑わしい時は精神科へのコンサルテーションを行う必要がある．仮面うつ病はうつ病であることから，歯科での治療対象疾患ではない．

うつ病の患者が訴える，精神症状は表5-4のごとくで，テレビや新聞に興味がなくなる「興味，関心の喪失」，「抑うつ気分」や「思考抑制」，取り返しのつかないことをしてしまったと小さなことに悩む「微小妄想」，やる気のでない「精神運動抑制」などがある．またイライラしたり，落ち着かない，「不安」「焦燥」を訴える．

これが一般にいわれるうつの症状であるが，うつ

病に限らずうつ状態を呈する病気がある．歯科領域ではむしろこのうつ状態で受診している人のほうが多いと考えられる．やはりうつ病であれば精神科での治療を要する．歯科治療においては応急的，短時日で終了する治療は併存歯科疾患として治療は行えるが，長期にわたる治療は避ける．うつ状態を示す病気には次のようなものがある．

a．抑うつ反応

これは精神的な出来事，ストレスなどで誰もが起こすものであるが，短い時間で症状が消えるようであれば治療対象ではないが，これが長引くとうつ状態はうつ病との区別がつきにくい時もある．

b．抑うつ神経症

神経症の中で抑うつ気分が前面に出る．素因に神経質な傾向や性格の偏り，これをベースに心理的な葛藤などを持ち続けていると，うつ状態を呈する．うつと違ってうつ症状は比較的軽く，日常の活動はあまり傷害されない．精神科ではないので，うつ病よりこの領域の人がうつ状態で受診することは多い．一生のうち20人に1人くらいがこの気分変調症になるといわれている．

長期にわたって，この抑うつ神経症が続いているところに，歯科治療などを契機に口腔症状が出ると，神経症傾向が症状に反応して治療経過が思わしくなかったりすることが起こる．

c．統合失調症

統合失調症は幻覚，妄想が特徴的な症状で，対人関係や社会生活で障害をきたし，自分の状態が病気であることを認識できないなどが大きな特徴であるが，多彩な症状を出し，この病気の初期にはうつ状態を呈することがあり，したがって精神科などでは十分な観察治療を行っている．

2．統合失調症

統合失調症は上述のように多彩な症状を呈する中に幻覚，妄想が起こり，日常生活，社会生活が傷害され，病識がなくなるなどの特徴を備えている．発症は思春期から青年期（10代後半から30代）にかけて発症しているとされ，20代がピークである．比較的若い時に発症するとされている．

この幻覚（もっとも多いのが幻聴で，これを聴いてニヤニヤしたり，1人でぶつぶつ言っているなどがある），妄想おいて，歯科領域にみられるのは関係妄想が多いようである．例えば口臭があると言って，気にしている人の中には電車の中などで，「前の人が急に電車を降りた」「向かいに座ってる人が口に手を当てた」などの行動に対して自分の口臭に気づいたためであると主張する．

あるいは異常感覚，体感幻覚として訴える人がおり，これは体感異常（セネストパチー）として，離人症の人に多く見られるとされ，統合失調症の一症状である時があるともいわれており，注意しなければならない．

そのほか，知覚の異常として，歯科領域で関連のあるものは幻覚のうち，幻味，幻触がある．

このほか注察妄想（見られているという妄想），誇大妄想など多くの妄想があるが，話を聴いていくと色々の妄想が見えてくる．しかし統合失調症の治療をするわけではないので，妄想が観察されれば深入りせず，精神科への受診ができるような方策を採る．このように未治療患者が受診することもあるが，ほとんどが治療を受けているか，受けた経験がある人のほうが多い．

病態の水準が良くて，コントロールされていれば，歯科領域の疾患で治療を必要とする「併存疾患」は一般歯科でも行える．口腔内に所見がないのに症状を訴え治療を希望する人には，実際の歯科治療は禁忌である．統合失調症の患者は心療歯科で歯科治療を行うと言った間違った考えがあるが，歯科治療は行っても統合失調症そのものは心療歯科では診ないことを銘記しなければならない．

3．セネストパチー（体感異常）

前述の離人症や統合失調症に併存してみられる体感異常とはっきりわかるものと，体感異常だけを訴

える人がいる．これがセネストパチーといわれ，頭頸部領域に症状を出すことが多いとされる．

歯科領域では，糸くずが取っても取っても出てくる．針金のぐるぐる巻いたものが口の中を移動する，歯が解けてやわらかくなり，噛みにくくなるなど多彩な表現がある．これらの症状も背景に統合失調症がある可能性を知っておかなければならない．

4．神経症のうち強迫神経症，自臭症など

神経症は身体症状があっても，器質的な病変が見当たらないことから，心理的原因と関連していると考えられている．神経症は正常心理の範囲内で，病識があり，現実の把握，現実の検討能力などは保たれている．非器質性で心因性の機能障害であると定義される．神経症圏の分類は従来の古典的分類に従ったほうがわかりやすいので，これに従う，歯科領域で問題となるのは，おおよそ次のような神経症がある．

a．恐怖症（特定の恐怖症）

特定の恐怖症の病型から，歯科領域では血液を見たり，注射，外傷などによって起こる型に属し，恐怖の対象は出血しているところや，採血，外傷などの医療行為にあたって，血管運動性の失神を起こすもので，歯科治療を行われることが恐怖であり，さらにこれに状況性の恐怖として，トンネルや，エレベーター，閉所，地下などの特定の状況や場所が対象となり，この中に歯科ユニットで歯科治療を行うという特定の場所に対する恐怖も生まれてくる．このように歯科治療のできない人がおり，患者自身も悩むが歯科医師にとっても治療時に困難な状況におかれる．

これらの症状を発症するものはまだあり，パニック発作や，広場恐怖などがこれと関連しているかどうかを鑑別するのは難しいことがある．しかし恐怖症は曝露療法などの行動療法，少しずつ慣れさせていく，脱感作療法などを行うことで治療も可能である．

b．強迫神経症

強迫神経症には強迫観念，強迫行為，強迫性恐怖があり，自分では考えることを止めたいと思っていながら止めることができない強迫的な思考（強迫観念）が起こったり，同時に考えたいことをしないではいられない（強迫行為）．一般に言われるのは，鍵の確認を何回もする．ガスは消したかどうか心配で何度も戻ってきて確認してしまうなど疑惑症として起こる．

歯科医療の中では，例えば噛み合わせの確認行為を行っている人は，自分では理解したつもりだが，考えと確認が繰り返され本人もばかげているとは思いながら，日常生活に障害を起こすこともあり，その思考や確認の頻度によって病気として扱わなければならないことがある．このような患者を診る時は，実際に歯科的に問題がなければ実際的な治療は行ってはならない．歯科治療禁忌となる．

c．抑うつ神経症

反応性のうつ病や，内因性のうつ病ほど深刻さはなく，日常の行動や思考が抑制されるほどのことはないが，悲哀の気分が中心で，不安や焦燥感があり，身体症状には頭痛，皮膚のシビレ，食欲不振，便秘などがみられる．ストレスに関連して起こってくることがある．ストレスの多い，生活上の出来事などから抑うつ気分になったり，心配，不安が現れる．また長期にわたる抑うつ気分は性格の偏りが原因となっていることがあるとされる．

歯科医療ではこのような患者が受診した場合，身体所見はなく，症状だけを訴えることになる．心の悩みを，身体症状に転換して，これさえなければと考え，症状を訴える人がいるようである．

d．心気神経症

心気神経症はちょっとした身体の不調や，病気のことを考えると，これに捉われ，執拗に訴え続ける．脳に何かできているのではないかとか，頭痛を訴えたり，耳鳴り，めまいなどが出現する．ガンに対する恐怖があり，有名人がガンになったという報道が

あると自分もそれではと心配になり，医師に何でもないと言われても気になり，ドクターショッピングを繰り返す人である．

歯科では舌痛症の中にはこの領域の人がいる．この人たちには自律神経失調症様の症状があったり，慢性的な疼痛があったりする．これらの症状をいつも病気と結びつけ，考えることで，疾病恐怖が起こったりする．

e．自己臭症（口臭症）

自分の身体から悪臭が出ていて，周りの人に，耐えられないような不快感を与えていて，このために周りの人が自分を避けていると考える人たちである．

歯科領域では口臭症として見られるものであり，話をよく聴くと自己臭として口臭のみならず液臭があったり，便臭があったりすると言う．歯科領域を受診すると，口臭のことだけを訴えることがある．

口臭症では「周りの人が自分を避けている．それは自分のところから口に手を当てて，離れて行くのでわかる」などと言う．ここで前述の統合失調症との鑑別が必要であるが，精神科とは違うので，病態説明をしてもこれを理解せずに，自分の主張を繰り返す時は，鑑別診断よりも，歯科領域での治療から除外しなければならない．精神科領域の疾患で心療歯科などの治療対象とはならない．

自己臭症が，不登校や自傷行為，家庭内暴力の陰に隠れていることがあるとされる．難渋する疾患であり，口臭症の中でも，この領域の人はいつまでも歯科で診てはならない．精神療法や入院までしての治療が行われ，薬物療法にはあまり反応しない疾患なのである．

この口臭については，身体病理からのアプローチだけでは改善されないにもかかわらず，口臭についての説明と，口臭に対する実際的な処置を行って患者をいつまでも診ていることがある．重要なことは，これを訴える背景に精神病理がある場合を的確に除外診断しなければならないことである．

5．人格障害

人格障害は精神科で診断・治療されるものであると考えても，実際は臨床各科を受診していて，医療の中でトラブルを起こしている人がいる．その数は増加しているといわれ，トラブルに巻き込まれた治療者や病院事務の人は心身ともに疲労してしまう．このような精神疾患を持つ人に，日常遭遇することがあることを念頭においておく必要がある．そこで少し臨床における人格障害とその注意すべきことについて触れておく．

歯科医療の中で，人格障害が併存する疾患は特定できないが，治療を契機に治療のちょっとした不具合に反応し，ここから話が拡大して，治療の対応や，診断・治療が間違っていたなどと言い，さらに看護師の対応や医療事務の対応が悪いと病院中を怒鳴り散らしたり，多くの患者のいる前で，このような行動を取る．歯科医院などでこのような患者が来れば，治療は一時中断し，次の患者治療のためにあらゆる説得に努めるが一向に聞き入れられずに，治療者側は大きな消耗と疲労に見舞われることになる．さらに医療訴訟を起こすに至る患者もいる．

一般の歯科でもこのような患者に日常の診療時間を取られては経営問題にも発展しかねない．このような患者はどこの診療科でも同じことを行っており，精神科医も困っているところがあり，精神科の人格障害を専門とする医師に相談できることが理想であるが，その機会を得ることは難しいのが現状である．

その人格障害には，身体症状，すなわち精神科での分類にある身体化障害を起こしやすい．歯科医療を契機にこの人格障害をベースにした，身体症状を訴えるわけである．治療が長くなる矯正歯科治療，補綴治療のためにかかる前処置の保存的治療や口腔外科処置など治療期間がかかる場合，あるいは一口腔単位で治療を行うことが必要であるとして，時間のかかる治療の経過中に，ちょっとした不具合などが起こればこれについて，細かい注文と，説明を求めたりし，治療経過半ばにして，「元に戻せ」などという不可能なことを要求する．

この人格障害といわれる一群の中には分類がある．詳しくは成書を参照していただきたいが，ここに身体化を起こしやすい人格障害を挙げておく．DSM-IVで分類された人格障害にはA，B，Cのクラスターに分類され，そのうちクラスターBに属する演技性，境界性，反社会性人格障害が身体化障害に関連が強いとされている．狩野（「日常診療でみる人格障害」三輪書店より引用[40]）によれば，一般臨床で問題となるのがほとんどこのクラスターBに属する人格障害であるとし，境界性人格障害についての特徴を記しているので以下に引用させてもらう．

①虫眼鏡で拡大して見るように，他人や社会の欠点・問題点が見えてしまう．患者には実際，見えないものが見えるのではなく，現実には存在するのではあるが他人や一般的社会通念からみれば些細なこと，あるいは仕方ないことであっても，当人には危機的な重大事と感じるところであるという．

②白か黒かの世界．相手は100％善人か，100％悪人かのどちらかであることが多い．白か黒かのいずれかの判断から，灰色はなく，灰色は黒とする判断基準から，この基準が厳しく，白でなければ厳罰が必要と考えてしまうという．

　これらの特徴から，対人関係がうまく行かず，学校や会社での行動は中途退学，転職などで，男女関係は破綻を繰り返し，家庭内でも親子関係，夫婦関係などでトラブルが絶えない．

　歯科医療の中でみられる人格障害の行動には，例えば治療回数の浅い時期に「先生は本当に最高の歯科医療をしてくれます」「先生に会って本当に良かったと思います」など，親しみをもって接してくる．いろいろと高価なものを送られたりもする．こうして治療者を理想化して見ている時期は，自分の思ったような治療が行われている時で，ひとたび治療に関して，患者の判断の中で問題が起こると，一変して治療法や今までの治療経過の中で問題があったと，問題点を挙げて抗議する．病院の中でみんなにわかるような抗議をする．挙げ句の果てに訴訟を起こすというところまで発展することがある．

　このような例は歯科の臨床をやっていれば一生のうちに1人や2人は程度の差はあれ遭遇するであろう．この人たちは精神科への受診はせずにいる人が多く，受診を勧めることはたいへん難しい．

　以上，精神科領域の疾患を挙げたが，これらのうち病態水準の悪い人たちは精神科での治療は必要で，安易に治療ラインに乗せようと努力しても，専門家でない歯科医師としてはこのような患者を抱え込むことは，治療対象が違うことを十分留意しておかなければならない．

第6章

心理療法，心理テスト，薬物療法の概略

I. 心理療法

心理療法はこれを教育されなくとも，すでに修得している歯科医師がいる．「よく話を聞いてくれる」「よく診てくれる」「よく説明してくれる」などの評判のある歯科医師は，基本的な医療姿勢である，「傾聴」「受容」「共感」「支持」と言うことが行われている．これは心理療法の基本なのである．

実際の臨床ではこれが十分に行われていれば，術中のあるいは術後の神経症，心身症の発症は防げることもある．起こってしまった問題に対しての解決は歯科医師と患者協力によっての治療に対する理解を進めなければならない．

表6-1に心身医学療法を示すが，四角に囲まれた部分からは専門的な知識を必要とする．心身医学的な治療を必要とする人は，前述の心理療法の基本姿勢では限界があり，専門的な心身医学療法を行う．これが四角に囲まれた部分である．

いくつかの心理療法を試み，自律訓練法，交流分析，認知行動療法などを基本にして治療を行うが，これらは，それなりの訓練のうえに実施できるもので決して自己流であったりしてはならない．一般の医師や歯科医師には特殊な治療法である．精神療法には精神分析があったり，森田療法があったりする．

心理療法と同時に行われるのが，薬物療法である

表6-1 心身医学療法

1. 病態の把握理解
2. 良好な医師・患者関係の確立（ラポールの形成）
3. 治療への動機づけ
4. 心身医学的治療法の種類
① 一般内科ないし臨床各科の身体療法
② 向精神薬（抗不安薬，抗うつ薬，睡眠薬など）
③ 生活指導

④ 心理療法
    a. 面接による支持的療法（カウンセリング）
    b. 専門的な療法：自律訓練法，筋弛緩法，交流分析，精神分析療法，行動療法，バイオフィードバック療法，家族療法，ゲシュタルト療法，作業療法，箱庭療法，音楽療法など

⑤ 東洋医学的療法：漢方薬，鍼灸，森田療法，絶食療法，内観療法，太極拳など

※上記のうち4．②以下は心療科としての治療となる．

が，基本的な心理療法の姿勢である，傾聴，受容，共感，支持が行われるだけで，薬物療法の必要もなく良好な経過をたどっていく人もいる．しかし「患者の話を聴いてやれば治療もスムーズに行き，治っていきます」と言うだけでは症状改善につながらない人がいる．すなわち，病態の水準が違うのである．

この病態のレベルを知ることが必要であり，これが診断・治療につながる，傾聴，受容，共感，支持は一般治療の中にも求められることで，これが心身医学治療の基本ではあっても，これですべての治療対応ができるわけではなく「心身医学なんて簡単だよ」と言われるのは，ここまでの段階の対応が行われているというだけであり，専門的には自己流の診断・治療には限界がある．心身医学の奥は深く，専門性がはっきりしている．人の話を聴くだけで，治る神経症や心身症ばかりではないのである．

II．心理テストの意義と必要性

現在，われわれが日常外来で行っている心理テストの数は多い．心療を専門に行う心療内科，精神科，心療科，心療歯科などの診療科では，テストは必須である．

心療歯科で行うテストは，基本的には心療内科で行われるテストと同じで，心療内科や精神科で心理士が専門的に行う高度の心理テストは行わない．またそのようなテストは心療歯科では，治療対象が違うことから，歯科医師としては必要がない．歯科医師は心理士ではなく，精神科医でもない．高度の心理テストは専門に学ばなければならないし，治療目的を考えた時には，ロールシャッハテスト，PFスタディなど特殊な技術を必要とするものは用いない．心療歯科ではまったくと言っていいほど，これらのテスト情報から治療を行うことはないからである．

では心理テストはなぜ行うか，これは一般に身体疾患を診る時に現代医療では検査ありきで，血液学，血液生化学的検査は必須である．受診時に体調が悪いというような漠然とした訴えをする患者に対しては，「血液検査をしましょう」と言って検査を進める．この血液検査は身体の情報である．心理テストもこれと同列で，患者が受診してきた時，患者情報を比較的早く得るには，この心理テストが有用である．性格傾向，現在の病気に対する対応姿勢，精神的エネルギーの状態，行動パターンなどをうかがい知ることができる．

心理テストはあくまでも，おおよその患者状態の把握で，決定的なものではなく，診断・治療の補助手段として用いられる．心理テストもスクリーニング程度の用い方や，心理テストを基に心理的なアプローチを行うことなどがあり，これらの中には歯科医師がある程度の訓練を積んで行える心理テストもある．

これらのテストは保険点数で認められているテストのうち簡単なものとされるテストである．外来で患者に手渡し，次回に持ってきてもらうテストと，受診時にやってもらうテストに分けられる．受診時にできるのは簡単であることが必要である．また患者にとって負担にならないように配慮する．だだし，心理テストを拒否される可能性もあり，協力をお願いすることになる．「テストは性格の良し悪しを判定したり，評価するものではありません．現在行われている，あるいは行う歯科医療で，治療がスムースに行えるように，現状の歯科治療に対する悩みや，苦痛がどのように発生する傾向があるか，痛みに対して敏感になった状態があるかなど，治療者が情報として治療上知っておくことで，治療が良い経過を取ることになります」と言ったようにテスト記入の協力姿勢を求めるのである．

ただし，心理テストを強力に拒否する人には精神的なバックグラウンドを持っていて治療に困難さをきたすことがあるので，注意を要することもある．

III．薬物療法

心身医療の専門性を高めているのが，薬物療法である．しかし，薬物療法は歯科医師には馴染まない存在なのである．実際の技術治療がほとんどであるからだ．実際，歯科医療の中で薬物療法を行うとすれば，抗菌剤の投与と鎮痛剤の投与が主であり，薬

で時間をかけて行う治療はほとんどないと言える．これはいわゆる薬物療法を行う治療がないと言っても過言ではない．一般の歯科医師がすぐにできるかと言えばそうではない．また内科医ですら，ましてや外科系の医者などは抗うつ薬や，精神安定剤を使うなどとなると，躊躇する傾向がある．

躊躇せずにすぐに効能と投与量をみてできるというのであるならば，それは単に認識不足であるということになるであろう．薬物療法は実際の投与と，その効果についての経験など，あるいは副作用などを学んでからでないと，安易に使うことはできない．したがって，歯科で簡単に抗うつ薬や，抗不安薬を投与するということもあり得ない．患者の抗不安薬を出したら症状が取れたと言う報告が時々あるが，薬物療法でそのように速効で治療する数は少ない．

このように少しの治療薬で短期間に治療が終結する症例は病理の浅い人である．このような患者だけが心療歯科として受診するわけではないのである．

IV. 心療歯科領域の薬物療法に対する考え

診断と薬物療法についての知識を得ていれば，薬物療法は行いうるものではあるが，精神科や，心療内科で用いる薬剤と同じものを使うことはあっても，治療の目的が異なるのである．薬物療法に対する考えをしっかりと持っておかなければならない．

例えば，うつ患者の「うつ」を治療するために，抗うつ薬を投与するとなると，これは心療内科や精神科治療である．歯科における抗うつ薬の投与は，心理療法を行うに際して，治療効果を上げるために用いていると考えることのほうが正しい．

本当に「うつ」を治すということに対応するのであれば，精神科や心療内科での治療となる．歯科医療の中での薬物療法は，身体症状軽減のために行うことで，「うつ」そのものの治療ではない．薬物療法は，あくまでも補助的な手段として用いられるものであることを銘記しなければならない．

薬物としては，抗うつ薬，抗不安薬を主に投与が行われ，「うつ」の治療あるいは神経症の治療を行っていると考えてはならない．まして，抗精神病薬を用いるとは治療の逸脱である．このように精神病理に対する治療は簡単に薬物療法で結果が出るものではない．抗精神病薬の必要性があると思われる診断がついたら，これは，専門性からいっても心療内科，精神科への併診あるいは転科を行ったほうが良い．

薬物療法に現在使われることの多い薬剤の例を挙げ，使い方を間違えなければ歯科領域の心身医学的治療に有効な場合があることの症例を示す．すなわち薬物療法のみで病態説明のない精神科や心療内科での治療より，補助的に用いる薬物が病態理解のための，ベースを作ることができる症例を以下に示す．

患者
59歳の女性（主婦，パート職）．
主訴
義歯が合わない，舌が安定しない．
現病歴
1年ほど前に，義歯が破損したので，これを再製作するために3本ほど歯科治療を行った．この治療をきっかけに，歯科治療を行った歯のうちクラウンを製作した，下顎第一大臼歯が大きいといって気にしていた．そこで再製作を行ったが，まだこのクラウンを受容できない状態であった．しかし，破損した義歯の部分の欠損のために食事が不便であることから，部分床義歯の上下の製作を行った．製作された義歯は食事の時は使用してはいるが，それ以外の時は装着できないとのことであった．

義歯の調整を行っても，訴えは軽減されず，かえっていくつかほかの症状を発現してきていた．義歯に対しては不適応状態で，いつも，噛み合わせを行っては義歯の安定の確認などを繰り返していた．このため舌も安定しない，舌をどこに納めて良いかわからないと訴えていた．さらに耳前部や側頭部に痛みが起こることがよくあった．

身体症状以外の不都合なことを聴いてみると，食欲がなくなり，ものを食べても美味しくない，眠りもあまり良くなく，浅いなどの訴えがあった．仕事

はこなしてはいるが，何となく判断力や，決断力がなくなっている感じがするとのことであった．

この半年前頃より，体調が優れず，頭痛や肩こり，時々腰痛などに見舞われ，整形外科や耳鼻科，脳外科などを受診していた．しかし，これといった所見もなく，どの診療科でも問題なしとされていた．

生活歴

家族構成は夫（会社員），大学生の子供2人（長女20歳，長男18歳），義母（78歳）の4人暮らしである．主婦業を行いながらパートの仕事に就いており，この生活は10年ほど続いている．本人にとってはパートの仕事も苦にならず，義母との生活もうまくいっていた．1年前より実父（80歳）が病気入院となり，兄弟はいるが，自分が取り仕切って入院については，すべて自分で手続きを行い，処理をした．何事も自分がやる，たいへんなことも引き受けても，やってしまうところがある．このところ許容量以上の仕事をこなしている状態であったが，とにかく自分がやらなければという気持ちで物事はこなしていた．この義歯さえ良くなったらもっと活動できるはずなのにと考えていた．

治療と経過

この患者は既述の5軸診断で読んでみると，第1軸では実際の歯科治療は必要である．第2軸では，症状発症は治療経過の中で発症した．第3軸では基礎疾患としての精神病理，ストレス病理については，神経症あるいは心身症うつ状態が存在する．精神的な基礎疾患あるいはストレス病理の存在とアレキシサイミア傾向がある．第4軸ではこれらの判断から，精神病圏の患者ではなく，神経症圏か心身症圏からの症状発症である．したがって第5軸の診断は心身医学的な治療を行いつつ，歯科治療を行えると考えられた．

これらの診断から，歯科治療を行いながら，病態説明を行い，心身相関による身体症状を出す過程について知ってもらい，病気に対する認知を改める．心身相関のうち第3軸における，神経症あるいは心身症うつ状態が存在し，第4軸の精神的な基礎疾患あるいはストレス病理の存在とアレキシサイミア

（アレキシサイミヤ：alexithymiaとは，心身症患者の性格特性として，空想力の欠如，葛藤の言語化ができない，情動の体験や表現の制限があり，感情よりもむしろ些細なことを際限なく述べるなど，面接者との交流が困難であるといった特徴があるとされる人たちである．心理・社会的な背景について聞いても，そこには問題がないし，辛いこともないなど自己の感情表現に乏しい）傾向があることから，病態説明や，歯科治療の受け入れの改善のためにも，心身医学療法を行い，同時に薬物療法をここで行った．

薬物療法は第3軸，4軸にみられる，心理・社会的な背景に対して，うつ状態にあること（SDS58：SDSとは，自己記入式のうつ尺度のテストで，50以上はうつ状態であると判定される）を改善する．ストレスとなる慢性のストレスを理解するための補助手段として，抗うつ薬の投与が行われた．患者はこの義歯の不要症状さえなければと考えているが，実際はその背後に慢性のストレスと精神症状としてのうつ状態が存在している．このような症例には抗うつ薬や抗不安薬の投薬は必要とされる．

うつ状態や不安の解消が，歯科治療を受け入れ，症状に対してこれまで気になっていたところに執着せず，義歯が悪いから状態が悪いという考えからは解放され，病態説明の受け入れと治療への姿勢に変化が現れ，治療は良好な結果をもたらした．

以上のように薬物療法は補助的に行われている．「うつ」を治療するのではなく，うつ状態を軽減すること，それも精神科で診断されるような大うつ病などではなく，うつ状態，抑うつ神経症などであると判断された患者に対しての対応である．精神症状が前面に出てきている精神科的な治療を要するうつ患者には対しては，このような治療は行われない．

V．薬物療法の使用薬剤と投与法についての概略

最後に薬物療法を行うに際しての「抗不安薬」と「抗うつ薬」について，その概略を述べる．抗不安薬も抗うつ薬もそれぞれ特徴があり，治療時にはこ

表6-2 抗不安薬の種類

1. ベンゾジアゼピン系			
短期作用型 6時間以内	A. 高力価型 　エチゾラム		デパス(ウエルファイド)錠/細
	B. 低力価型 　クロチアゼパム 　フルタゾラム		リーゼ(ウエルファイド)錠/顆 コレミナール(三井-三菱東京)錠/細
中期作用型 12～24時間以内	A. 高力価型 　ロラゼパム 　アルプラゾラム		ワイパックス(ワイス-山之内)錠 コンスタン(武田)錠 ソラナックス(住友-P&U)錠
	B. 中力価型 　ブロマゼパム		セニラン(ヘキサル)錠/細/坐 レキソタン(ロシュ)錠/細
	C. 低力価型 　オキサゼパム		ハイロング(萬有)錠/散
長期作用型 24時間以上	A. 高力価型 　フルジアゼパム 　メキサゾラム		エリスパン(住友)錠/細 メレックス(三共)錠/細
	B. 中力価型 　ジアゼパム		セルシン(武田)錠/散/シロップ/注 ホリゾン(山之内)錠/散/注
	C. 低力価型 　クロルジアゼポキシド 　クロラゼプ酸二カリウム 　メダゼパム 　オキサゾラム 　クロキサゾラム		コントロール(武田)錠/散 バランス(山之内)錠/散 メンドン(大日本)カプセル レスミット(塩野義)錠 セレナール(三共)錠/散 セパゾン(三共)錠/散
超長期作用型 90時間以上	A. 高力価型 　フルトプラゼパム 　ロフラゼプ酸エチル		レスタス(オルガノン-萬有)錠/細 メイラックス(明治製菓)錠
	B. 低力価型 　プラゼパム		セダプラン(興和)錠/細
2. 非ベンゾジアゼピン系			
クエン酸タンドスピロン			セディール(住友)錠

れらの特徴を熟知して用いられなければならない．薬剤は個人差があり，副作用が出る時もあり，症状も多彩に出る人や，少ない人，ほとんど出ない人などがいる．また成人であっても，高齢者と青壮年期では年齢によって投与量が違う．さらに活動している人，家にいる人では副作用を考慮しなければならないことがある．

抗不安薬には，作用時間が異なり，長時間作用型か短時間作用型か，その特徴を使って，1日1回就寝前，1日3回，2回などの分服，必要な時に用いる頓服などがある．

抗うつ薬はうつ病や，うつ状態において用いられるが，歯科領域ではうつ病を治療するのではなくうつ状態の人を少しでも，症状改善させるための補助薬として使用するという考え方で用いるべきであると考える．抗不安薬と違い，効果の発現するまでに時間がかかり，1～2週間が必要である．したがって，2～3日で服用を止めて薬が効かないといわれても，抗うつ薬の性質上多少の副作用も受け入れて，少し継続してもらうことがある．投与する時に十分副作用の話をすることで，服用の継続を促すことである．こうすることで副作用に慣れることがある．また薬に対して受け入れの悪い人がいる．これを薬剤に対して「コンプライアンスの悪い人」と言う．このような人たちに，薬を受け入れてもらうことは難しいこともある．

表6-3 抗うつ薬の種類

	分類		一般名	商品名
抗うつ薬	①第一世代	三環系	イミプラミン アミトリプチリン クロミプラミン トリミプラミン ノルトリプチリン	トフラニール トリプタノール アナフラニール スルモンチル ノリトレン
	②第二世代	三環系	ロフエプラミン アモキサピン ドスレピン	アンプリント フモキサン プロチアデン
		四環系	マプロチリン ミアンセリン セチプチリン	ルジオミール テトラミド テシプール
		二環系	トラゾドン	レスリン，デシレル
	③第三世代	選択的セロトニン再取り込み阻害薬	フルボキサミン パロキセチン	デプロメール，ルボックス パキシル
	④第四世代	セロトニン・ノルアドレナリン再取り込み阻害薬	ミルナシプラン	トレドミン
	気分安定薬		炭酸リチウム	リーマス
	その他		スルピリド メチルフエニデート	ドグマチール，アビリット リタリン

　従来の抗うつ薬は，副作用のほとんどがレセプターの遮断作用によるもので，その結果，「口が渇く」「動悸」「頻脈」「便秘」「排尿障害」など，さらに「眠気」「体重増加」「低血圧」「めまい」などがみられる．近年発売されたSSRI（選択的セロトニン再取り込み阻害薬），SNRI（セロトニン・ノルアドレナリン再取り込み阻害薬）は前述の副作用はほとんど認められず，消化器症状の悪心がある程度であるといわれる．

　したがって一般診療科では非常に使いやすい薬となった．軽症のうつや，抑うつ状態，さらには慢性疼痛の第一選択薬といわれるほどの効果と安全性を持っている．さらに長期の服用にても安全性が認められている．

　現在用いられている，抗不安薬と抗うつ薬の一覧を表6-2，3に示す．抗不安薬はベンゾジアゼピン系の薬剤で，作用時間が違い，短期作用型から，超長期作用型まである．短期作用型では効果発現が早いので，不安発作には有効である．しかし長期連用にて依存性が出ることがある．急に中断されることで不安が起こったりするので，長期作用型は服薬回数を漸減していく．長期連用によって体内蓄積の恐れあり，また，短期型の抗不安薬の薬物依存が出た時，これからの離脱を促すには，長期作用型の薬剤に変更することで離脱可能になる．

　抗うつ薬は精神科ではない一般診療科においては第一世代，第二世代を使いこなすのはよほど経験を積まないと使い切れない．したがって，歯科領域では副作用の少ない第三世代，第四世代とスルピリドが使いやすい．

おわりに

　歯科医療が技術優先で行われる傾向は強い．今後もこの流れは変わることはないであろう．良い医療の提供は診断にしても，治療にしても技術であり，質の良い医療ということになる．質の良い医療ということがよく言われるが，質の良い医療とは何であろうか．

　歯科においては技術提供が明らかに優先され，またそれがなければ，良い歯科医療となり得ない．質の良い医療とはこの周辺の問題を包括して，サポートされることであろう．患者さんを「患者様」と呼び，挨拶ができるように，「いらっしゃいませ」「ありがとうございました」が医療の本質だろうか．質の良い医療の本質だろうか．患者に対してはどのような応対が望ましいかと，お客様を扱う仕事に携わっているフライトアテンダントや銀行員が講師となっていくつかの大学でも講演会が行われている．

　この患者に対する姿勢は良い医療を行うための医療の本質ではない．誰でもが常識的に持っている対応法である．かつてはこのような教育はなかったので，問題が発生し，ここに「接遇」という問題が提起された．問題は「接遇」などと言う表面的なものではない．教育の中に取り入れるのは反対ではないが，これで患者を診るための医療者としての基本的な態度が身につくという認識には，筆者は賛成しかねる．

　歯科医療の治療構造を考えれば，問題の発生は単に接遇だけではないのである．接遇は治療以前の問題である．治療椅子に座った患者が何を求めているか．ここからが治療のはじまりなのである．患者が表現する身体症状の訴えは，そのまま，症状を発症している部位の身体病理の表現であることとは限らない．患者の見方は治療椅子に座ってからの会話，その声の質や，求めていることの表現が適切に行われているかなどに注意を向けなければならない．患者が治療椅子に座った時に，経済効率のことで頭が占められてしまうと，このような冷静な判断はどこかすみに追いやられてしまい，患者の治療要求との食い違いや，医療過誤が起こりやすい条件を作ってしまう．

　患者を診るいわゆる「見立ての訓練」が必要なのである．自然に身についていくものではあるが，心がける必要はあろう．接遇とは質の違ったものであると考えて良いのではないだろうか．本来であれば，医療の基本姿勢である心身医学的な治療は接遇よりも大切なのではないかと考える．

　今後は歯科医療の中にも心身医学的な考えをもって治療に臨むことが望まれる．治療過程で，神経症や心身症患者を発症させたり，神経症や心身症患者に対する治療過誤が起こらないようにし，精神科領域の患者は除外診断することなどの対応ができるようになれば，より良い歯科医療につながり，医療者も患者も医療ストレスや精神的な負荷から解放されることになろう．

小野　繁

参考図書

＊＊心身医学関連＊＊

1. 末松弘行, 河野友信, 吾郷晋浩編集：心身医学を学ぶ人のために. 医学書院, 2002.
2. 中川哲也監訳, ルーバン－プロッツアほか著：心身医療の実際. シュプリンガー・フェアラーク東京, 1995.
3. 西間三馨監修：心身症診断・治療ガイドライン. 共和企画, 2002.
4. 社団法人 日本心身医学会 用語委員会編集：心身医学用語事典. 医学書院, 1999.
5. 白倉克之：心と身体の病気－シグナルキャッチからケアまで－. 南山堂, 1995.
6. 中井吉英：心療内科初診の心得～症例からのメッセージ～. 診療医学新書 診療新書, 2000.
7. 桂 戴作：やさしい心身症（ストレス関連病）の診方. チーム医療, 1999.
8. 桂 戴作：プライマリ・ケアにおけるうつ病（うつ状態）診療のポイント. トーア総合企画社, 1996.
10. 五島雄一郎, 後藤由夫, 鈴木仁一：心身症の新しい診断と治療. 医薬ジャーナル社, 1987.
11. 久保千春：生活習慣病の予防・治療に役立つ心身医学. ライフサイエンス出版, 2001.
12. 桂 戴作, 山岡昌之編：よくわかる心療内科. 金原出版, 1997.
13. 筒井末春編：新心身医学入門. 南山堂, 1996.
14. 久保千春編集：SSRI最前線No6－SSRIと心身症－（非売品）. ライフサイエンス出版, 2000.
15. 久保千春編：心身医学標準テキスト. 医学書院, 1996.
16. 末松弘行, 小比木啓吾編：今日の心身症治療. 金剛出版, 1991.

＊＊精神医学関連＊＊

17. 高橋三郎, 大野 裕, 染谷俊幸訳：DSM-Ⅳ精神疾患の分類と診断の手引き. 医学書院, 1998.
18. 中根允文, 岡崎祐士, 藤原妙子：ICD-10精神および行動の障害DCR研究用診断基準. 医学書院, 1999.
19. 白波瀬丈一郎, 野村総一郎, 黒沢真澄ほか：精神医学ハンドブック. 創元社, 1999.
20. 野村総一郎, 樋口輝彦：標準精神医学（第2版）. 医学書院, 2001.
21. 山下 格：精神医学ハンドブック. 日本評論社, 1996.
22. 小比木啓吾, 深津千賀子, 大野 裕編：こころの臨床科のための必携 精神医学ハンドブック. 創元社, 1998.
23. 野村総一郎, 樋口輝彦監修：こころの医学事典. 講談社, 2003.
24. 宮岡 等：内科医のための精神症状の見方と対応. 医学書院, 1995.

＊＊うつ病, うつ状態関連（精神科）＊＊

25. 高橋 良 監訳, JCPDT訳：一般医のためのうつ病診療の実際. 医学書院, 1990.
26. Mike Briley著, 木村真人監訳：高齢者におけるうつ病の診断と治療. 星和書店, 2004.
27. 樋口輝彦編著：うつ病診療ハンドブック. メディカルビュー社, 2002.
28. 村崎光邦, 上島国利, 樋口輝彦編集：うつ病・強迫性障害治療への新しい展開－SSRI最新情報. 協和企画, 2000.
29. 筒井末春, 白倉克之, 山本晴義：壮年期・更年期・老年期の不安とうつ. 新興医学出版, 1995.

＊＊ストレス, 神経症, 強迫神経症関連＊＊

30. 黒澤 尚, 北西憲二, 大野 裕：精神科プラクティス第3巻 神経症とその周辺. 星和書店, 1999.
31. 松下正明総編集：臨床精神医学講座－5 神経症性障害・ストレス関連障害. 中山書店, 1997.

32. 石原邦雄：家族と生活ストレス．放送大学教育振興会，2001．
33. 上島国利編集，太田有光，宍倉久里江：強迫性障害は怖くない－正しい知識と治療－．アークメディア，2001．
34. 成田善弘：強迫症の臨床研究．金剛出版，1996．
35. 作田 勉編：強迫神経症の治療．金剛出版，1996．
36. 高良武久：森田療法のすすめ．白揚社，2000．

＊＊統合失調症（分裂症）関連＊＊

37. 中安信夫編：対談 初期分裂病を語る．星和書店，1991．
38. 濱中淑彦，河合逸雄，三好暁光：幻想・妄想の臨床．医学書院，1992．

＊＊人格障害関連＊＊

39. 松下正明総編集：臨床精神医学講座－第7巻－人格障害．中山書店，1998．
40. 狩野力八郎，高野 晶，山岡昌之：日常診療でみる人格障害－分類・診断・治療とその対応．三輪書店，2004．
41. 皆川邦直，三宅由子編集：境界例．医学書院，1993．

＊＊治療薬（抗不安薬，抗うつ薬）関連＊＊

42. 内山 真編集：睡眠障害の対応と治療ガイドライン．じほう，2003．
43. 上島国利，久保木富房監修：レジデントハンドブック・Case Study抗不安薬と睡眠薬の使い方．アルタ出版，2002．
44. 融 道男：向精神薬マニュアル－第2版－．医学書院，2002．

＊＊その他＊＊

45. 竹中星郎，星 薫：－老年期の心理と病理－．放送大学教育振興会，2002．
46. 菅原 努監修，中井吉英編：慢性疼痛はどこまで解明されたか 臨床・基礎医学から痛みへのアプローチ．昭和堂，2005．
47. 藍 稔：顎機能異常と咬合．医歯薬出版，1999．
48. 立川昭二：からだことば．早川書房，2000．
49. 講談社辞典局編：体ことば辞典－言葉の新書．講談社，2000．

※雑誌からの文献は割愛させていただきました

索引

あ
アメリカ精神医学界 …………………………15

い
医原病 ……………………14, 31, 32, 42, 57, 60
医者操作 ……………………………………42
依存的な様態 ………………………………10
医療モデル …………………………………12
咽頭部の異常感, 異物感 …………………41
インフォームド・コンセント
　　　　……………31, 32, 34, 37, 38, 39, 53, 56, 57

う
うつ状態 ………………………………60, 93
うつ病 ……………………………59, 72, 78, 93

え
演技性人格障害 ……………………………78
嚥下困難症 …………………………………41

お
オーラルディスキネジー …………………78

か
カウンセリング ……………………………25
顔のほてり …………………………………43
顎関節症様症状 ……………………………24
肩こり ………………………………………43
合併(Complication) ………………75, 76, 77
合併する疾患 ………………………………72
仮面うつ病 ……………………………78, 93
からだ言葉 ……………………………21, 41

か
眼科 …………………………………………42
寛解の概念 ……………………………13, 14
眼窩上縁の痛み ……………………………42
環境因 ………………………………………11
患者と治療者の評価の差異 ………………53
眼精疲労 ……………………………………42
顔面痛 ………………………………………41

き
器官言語 ……………………………………41
器官選択 ………………………………17, 66
器官表現 ……………………………………41
器質因 ………………………………………15
境界性人格障害 ………………57, 59, 60, 78
共感 ……………………………………74, 99
共同治療 ……………………………………36
強迫神経症 ……………39, 57, 59, 60, 79, 95
恐怖症(特定の恐怖症) ……………………95
禁忌 …………………………………………77
筋緊張 ………………………………………24
筋緊張性の頭痛 ……………………………41

く
クレンチング ……………………24, 64, 65

け
経過観察 ……………………………………50
頸肩部の筋緊張 ………………………41, 52
傾聴 ……………………………………74, 99
結果治療 ……………………………………86
原因治療 ……………………………………86
言語臓器 ……………………………………41

INDEX

こ

抗うつ薬	102, 104
交感神経優位	10
口腔内の異常感	41
行動反応	16
抗不安薬	102, 103, 104
交流分析	26, 99
5軸診断	36, 40, 48, 65
後鼻漏	41
コンサルテーション	11
コンプライアンス	62

さ

支えの医療	37, 67, 90
三叉神経痛様の疼痛	41

し

歯科医師	38, 47, 63
自己愛性人格障害	57, 59, 60, 78
自己確認	31
自己臭症（口臭症）	96
自己診察	31
自己診断	31
支持	74, 99
耳鼻咽喉科	41
シビレ感	42
主体的に行動する様態	10
受容	74, 99
症状転換	34
情動性自律反応（緊急反応）	10, 23
情動の精神生理学説	10
除外診断	35, 68, 79, 81, 82
自律訓練法	26, 99
自律神経失調症	43
心因	14, 15, 91
人格障害	57, 59, 60, 72, 78, 96
心気神経症	95
神経症	16, 32, 33, 34, 35, 38, 53, 60, 66, 72, 78
神経症圏	60, 62, 84, 91
神経内科	42
心身医学	9
心身医学的なアプローチ	41
心身医学的療法	99
心身交互作用	20, 51, 72
心身症	10, 16, 29, 32, 33, 34, 35, 38, 53, 60, 66
心身症圏	60, 62, 84, 91
心身相関	12, 20, 34, 72
身体医学	9
身体医学的なアプローチ	41, 46
身体化（Somatization）	10
身体症状	20, 49
身体的基礎疾患	49, 59, 71, 72, 73, 76, 92
身体反応	16
身体表現性障害	46, 63
診断学	14
心理機制	9
心理教育効果	85
心理士	25, 26, 68
心理・社会的ストレス	30
心理・社会的ストレッサー	18
心理テスト	100
心理反応	16
心療科	9, 46
心療歯科	9, 46, 47
心療内科	9, 26, 34, 43

す

頭痛	43
ストレス	10, 16, 22
ストレス学説	10
ストレス病理	11, 14, 15, 16, 46, 49, 50, 60, 72, 74

索引

ストレッサー …………………………………10, 18

せ

整形外科 …………………………………………41
正常圏 ……………………………………60, 62, 84, 91
精神医学 ……………………………………………9
精神科 …………………………………………26, 34
精神科とのコンサルテーション・リエゾン治療
　………………………………………………………11
精神症状 …………………………………………20
精神的基礎疾患 …32, 49, 59, 60, 71, 72, 73, 76, 92
精神病圏 ………………………………60, 62, 79, 85, 91
精神病理
　……11, 14, 15, 16, 39, 46, 49, 50, 58, 60, 72, 74
成長モデル ………………………………………12
積極的診断 ……………………………………81, 82
セネストパチー(体感異常) ……………………78, 94
全人的医療 …………………………………9, 11, 39
前頭部痛 ……………………………………………42

そ

躁うつ病 …………………………………………78

た

大うつ病 …………………………………………60
多軸評定 ……………………………………47, 48, 74

ち

知覚異常 …………………………………………42
治療効果 …………………………………………48
治療構造 …………………………………………30
治療ストレス
　………………31, 32, 33, 53, 56, 57, 59, 60, 65, 85
治療適応 ………………………………………48, 77
治療的診断 ………………………………………81
治療目標 ………………………………………48, 87

て

ディリーハッスル(Daily Hassle)
　………………………………21, 41, 59, 64, 84
転移 ………………………………………………85
転換機制 …………………………………………10

と

頭頸部筋緊張 ……………………………………24
統合失調症 ……………………58, 59, 60, 72, 78, 94
ドクターショッピング ……………………12, 33, 88

な

内因 ……………………………………………14, 15, 91
治りにくい神経症 ………………………………79
治る心身症 ………………………………………79

に

認知行動療法 …………………………………26, 99
認知療法 ………………………………………24, 26

の

脳 ……………………………………………21, 78
脳神経外科 ………………………………………41

は

発汗 ………………………………………………43
反社会性人格障害 ………………………57, 59, 60, 78

ひ

ヒステリー球 ……………………………………41
ヒステリーの転換症状 …………………………10
病態説明 …………………………66, 67, 69, 77, 82, 83, 84, 90
病歴聴取 …………………………………………73

ふ

不安神経症 ……………………………………59, 60

副交感神経優位 …………………………10
ふらつき感 ………………………………43

へ
併存(Comorbidity) ……………75, 76, 77
併存する疾患 ……………………………72

ま
慢性疾患の概念 ……………………13, 14
慢性ストレス ……………………………30

み
味覚障害 …………………………………41

め
めまい ……………………………………43
メンタルクリニック ………………26, 34

も
森田療法 …………………………………99

や
薬物療法 …………………………84, 100, 101

よ
抑うつ神経症 ………………………94, 95
抑うつ反応 ………………………………94

ら
ライフイベント ……………19, 41, 59, 64

り
リエゾン治療 ………………………11, 39
リラクゼーション …………………56, 86

英字

A
Alexander, F.(人名) ……………………10

B
bio-psycho-socio-ethical(生物学的－心理的－社会的－倫理的) ………………………12

C
Canonn, W.B.(人名) …………………10, 23

D
DSM-Ⅳ ………………………15, 45, 46

H
Holmes, T.H.(人名) ……………………19

I
ICD-10 …………………………15, 45

M
Mental disorder …………………………19
Mental unhealthiness ……………………19

R
Rahe, R.H.(人名) ………………………19

S
Selye, H.(人名) …………………………10

W
WHO ……………………………………15

歯科心身医学入門
歯科・口腔領域疾患への心身医学的アプローチ

2006年2月10日　第1版第1刷発行
2013年2月25日　第1版第2刷発行

著　　者　　小野　繁／海野　智／中　奈央子

発 行 人　　佐々木　一高

発 行 所　　クインテッセンス出版株式会社
　　　　　　東京都文京区本郷3丁目2番6号　〒113-0033
　　　　　　クイントハウスビル　電話 (03)5842-2270(代表)
　　　　　　　　　　　　　　　　　 (03)5842-2272(営業部)
　　　　　　　　　　　　　　　　　 (03)5842-2279(書籍編集部)
　　　　　　web page address　　http://www.quint-j.co.jp/

印刷・製本　　横山印刷株式会社

Ⓒ2006　クインテッセンス出版株式会社　　　　　禁無断転載・複写
Printed in Japan　　　　　　　　　　　　　　落丁本・乱丁本はお取り替えします
　　　　　　　　　　　　　　　　　　　　　　ISBN978-4-87417-895-9 C3047

定価は表紙に表示してあります